Jumana Mattukat
Mami, ist das vegan?
Ein Erfahrungsbericht

Jumana Mattukat
Mami, ist das vegan?
Ein Erfahrungsbericht

Jumana Mattukat
Mami, ist das vegan?
Ein Erfahrungsbericht

Umschlag: Kathrin Steigerwald
Abbildung Titel: ©Nicholas Rigg . Getty Images
Abbildung Rückseite: ©Renato Gerussi
Gestaltung Innenteil: Kerstin Fiebig | ad department
Lektorat: Viviane Korn, Stephanie Ehrenschwendner
Druck & Verarbeitung: Westermann Druck Zwickau GmbH

© jkamphausen

in J. Kamphausen Verlag & Distribution GmbH, Bielefeld 2013

www.weltinnenraum.de

1. Auflage 2013

ISBN 978-3-89901-718-2

Bibliografische Information der Deutschen Nationalbibliothek:
Die Deutsche Nationalbibliothek verzeichnet diese Publikation in der
Deutschen Nationalbibliografie; detaillierte bibliografische Daten sind
im Internet über http://dnb.d-nb.de abrufbar.

Dieses Buch wurde auf 100 % Altpapier gedruckt
und ist alterungsbeständig. Weitere Informationen hierzu
finden Sie unter www.weltinnenraum.de.

Inhalt

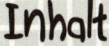

Für meine Mutter, die mich genährt hat –
mit allem, was ich brauche!

Vorwort

Es war eine überraschende und ebenso neue wie schöne Erfahrung, kurz vor dem Interview über 'Peace-Food' zu erfahren, die Moderatorin lebe selbst vegan. So erträume ich mir die nähere Zukunft, um dann in der ferneren zu diesem Thema gar nicht mehr interviewt zu werden, weil es längst selbstverständlich ist, dass die verantwortungsvolle Mehrheit der Menschen vegan lebt. So selbstverständlich wie es für mich seit 40 Jahren ist, Tiere als meine Freunde nicht zu essen, und seit drei Jahren, vollwertig pflanzlich zu leben.

Das Manuskript von Frau Mattukat habe ich gern und manchmal sogar amüsiert gelesen als Bericht über den Kampf einer engagierten Mutter mit ihren Ängsten um die eigenen Kinder und die fremden Tiere, die ihr aber doch nahestehen und deren Schicksal ihr nahegeht. Als nicht kochender Partner erfahre ich staunend, was für Hänge- und Würgepartien sich in einer Familie ergeben, wenn „er" „ihr" nicht ins vegane Paradies folgt. Weil Jumana Mattukat keine Schmerzen mehr verantworten will, löst sie dann – das Polaritätsgesetz lässt grüßen – doch etliche in der eigenen Familie aus. So merke ich lesend erst, wie angenehm leicht alles wird, wenn der Partner am selben Strang zieht und an diesem kein Tier mehr hängt. Dafür dankte ich meiner Partnerin Rita, die schon vor mir auf 'Peace-Food' umschwenkte, bisher viel zu wenig. Die Autorin erleben wir vor allem zuerst als Mutter von Emilia und Richard, ihren beiden Kindern, die gut zu versorgen ihr Herzensanliegen ist. Aber dieses mütterliche Gefühl reicht bei ihr weit

und eben bis zu Tiermüttern und ihren Babys, den Jungen. Das Bild einer Muttersau, die vergeblich versucht, mit ihrem Fuß durch das Gitter zu dringen, um ihren leidenden und zum Teil sterbenden Ferkeln nahe zu kommen, wird so deutlich vor dem Auge des Lesers, dass er die Seelenqualen der Autorin geradezu mitfühlen kann. Die Muttersau darf und kann nicht zu ihren Jungen, sie ist gefesselt und ein gewisser Ausfall von Ferkeln ist eingeplant – in einem System, das, zutiefst unmenschlich und keinesfalls tiergerecht, zum Himmel schreit vor herzloser Unfairness und brutaler Ausbeutung. Hier vergehen sich Stärkere ganz bewusst an Schwächeren. Nur bedenken die Stärkeren nicht, dass sie sich all die Qual, das Leid und Elend der Schwächeren mit einverleiben.

Das macht 'Peace-Food' deutlich, und das fühlt die Autorin unbewusst und will es ihren Kindern und allen Müttern und Kindern ersparen – menschlichen wie tierlichen. Was für eine überzeugende Art, mit veganer Ernährung all dieses Leid und Elend wenigstens für sich persönlich zu beenden! Mitgefühl mit allen fühlenden Wesen, eine Grundforderung des Buddhismus, wird hier auf anschauliche Art beim Einkaufen, in der Küche und am Familien-Esstisch deutlich – denn zu all dem sind wir Leser hier eingeladen.

An unserem Umgang mit Tieren zeigt sich unsere Menschlichkeit. In diesem Sinne handelt es sich hier um ein sehr menschliches Buch, in dem sich Jumana Mattukat keineswegs über andere Esser stellt, sondern uns im Gegenteil spüren lässt, wie sehr sie ihren Mann liebt, der anders is(s)t. Sie lässt uns teilhaben an ihren äußeren Kämpfen, die sich aus ihrem inneren Kampf mit sich selbst ergeben. So dürfen wir sie in der Zeit ihrer inneren und äußeren Umstellung begleiten und auch mitreisen, wenn die Familie nach Spanien aufbricht oder mit dem Fahrrad durch ihre norddeutsche Heimat radelt.

Schritt für Schritt macht das Buch die Gratwanderung von der gefühlten Außenseiterin mit Essensanomalie zur überzeugten selbst-

bewusst vegan kochenden Mutter nachvollziehbar. Erfrischend direkt, aber niemals von oben herab, zeigt sie uns immer ihr eigenes Im-Fluss-Sein, ihr vorsichtiges Sich-Annähern und lässt die Fehler, die dabei passieren, keineswegs unerwähnt. Es ist eine Aufgabe, vegan und gut kochen zu lernen, und sie nimmt sie ernst wie auch das Anliegen, ihren Kindern nicht nur gesundes, sondern auch schmackhaftes Essen zu servieren, das sie zum Strahlen bringt. Schön, mitzuerleben, wie diese Umstellung ihr Leben und auch das ihrer Familie weit über die Ernährung hinaus bereichert.

Jumana Mattukat wird bei ihrem sich langsam anbahnenden Outing als Veganerin exemplarisch klar, wie viel mehr als reine Ernährung Essen für sie ist. Und wir merken lesend: Es geht uns allen so, und genau daher kommen auch all unsere Gewichts- und Figurprobleme. Essen hat heute viel mehr mit Versorgtsein, Gemocht- und Geliebtwerden zu tun, und das erfährt die Autorin in vielen alltäglichen Situationen. Sie erlebt aber auch, sobald sie zu sich steht, wie alles so viel leichter geht. Die ständige „Extrawurst-Braterei", die ja nicht nur der Umwelt, sondern auch uns „Extrawurst-Bratern" so auf die Nerven gehen kann, lässt sich ab dem Moment ungleich leichter ertragen, wo der Entschluss im Innern felsenfest ist – oder um es mit den Worten der Autorin zu sagen: wenn man so fest (zu sich) steht, dass man auch bei stärkstem Rütteln nicht umfallen kann. Denn das ist eine Erfahrung, die alle 'Peace-Food'-Anhänger gemacht haben und die vielen noch bevorsteht: Wer auf Würste verzichtet, ist plötzlich auf „Extra-Würste" angewiesen.

Tatsächlich wird die Umwelt anfangs an einem rütteln und versuchen, einen ins alte Fahrwasser zurückzuziehen, schon damit sie sich selbst keine weiteren Gedanken über ihr eigenes Essverhalten machen muss. Menschen sind konservativ, gleichgültig, was sie politisch wählen, und wollen, dass alles beim Alten bleibt und sich möglichst nichts ändert – selbst wenn das Alte schlecht und sogar lebensfeindlich ist. „Lieber bekanntes Elend als eine neue Chance",

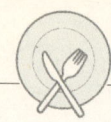

lautet die unausgesprochene traurige Devise so vieler. Kaum geht man auf eine große Reise in die äußere oder innere Welt, wünschen einem die angeblich lieben Zuhausebleibenden: „Hoffentlich geschieht nichts." Wenn ich rückfrage, warum sie mir so einen schrecklichen Wunsch, ja solch eine Verwünschung mit auf den Weg geben, sind sie betroffen und ohne Antwort.

Wer sich auf den veganen Weg macht, löst bei seinen Mitmenschen mit großer Sicherheit deren Schatten aus, denn heute wissen alle um das Elend von Tier-Zucht-Häusern und Großschlachthöfen. Aber die meisten wollen nicht daran erinnert werden und ziehen so die Aussteigewilligen lieber zurück in den eigenen Sumpf der Unbewusstheit, als sich mit dem Thema zu konfrontieren. An dieser Front wächst die Autorin, und ihre Leser(innen) wachsen mit ihr.

Dr. med. Ruediger Dahlke

Der Ausgangspunkt = der Tiefpunkt

Tja, da sitze ich nun also wieder mal vor meinem Einkaufszettel fürs Wochenende und weiß nicht so recht, was ich draufschreiben soll.

Margarine, Sojamilch und „Mepfel", den Meerrettich-Apfel-Aufstrich, für mich, Ziegen-Gouda für meine Tochter und Hackfleisch für meinen Sohn und meinen Mann.

Der Einkaufszettel zeigt, wo wir kulinarisch als Familie stehen: Veganerin, Vegetarierin und zwei gelegentliche Fleischesser, so kann man uns vier zusammenfassen.

Seit einem Jahr ernähre ich mich nun vegetarisch, meine Tochter Emilia (8) folgte nach einigen Wochen und machte sehr tapfer nur selten eine Ausnahme – bei ihren heiß geliebten Frikadellen oder Scampi. Seit sechs Wochen nun esse ich komplett tierfrei und habe unser Familienleben damit vor eine große Herausforderung gestellt.

Die verfahrene Situation lässt sich am besten anhand unseres letzten Einkaufs im Biosupermarkt erklären. Völlig voneinander losgelöst kauften mein Mann und ich für völlig unterschiedliche Gerichte ein. Während ich meine Sachen zusammensuchte, um Hummus, Guacamole und ein Reisgericht zubereiten zu können, kaufte er ein, um für sich und die Kinder zu kochen. Die Kinder liefen dabei von einem zum anderen und fühlten sich wahrscheinlich ziemlich orientierungslos – genau wie ihre Eltern. Das Ende vom Lied: Für die geplante Pizza hatten wir sowohl die Tomatensauce als auch den Mozzarella vergessen – vor allem aber sind wir mit einem äußerst beklemmenden Gefühl

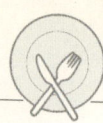

nach Hause gefahren. Der Einkauf hatte so wenig Gemeinsames, wie unser Essen es derzeit auch hat. Da sitzen wir mit zwei bis drei unterschiedlichen Gerichten an einem Tisch und bekommen von unseren Kindern den Spiegel vorgehalten. Die haben nämlich gar keine Lust mehr, noch irgendetwas am Familientisch einzunehmen, und wenn, dann sprechen sie nur von geschlachteten Tieren. Das Ganze ist in etwa so genussvoll und harmonisch wie ein Besuch beim Zahnarzt. Dazu der enttäuschte Blick meines Gatten und sein niederschmetternder Satz: „Ich bin sehr traurig, denn in diesem Punkt kann ich dir leider nicht folgen." Der Tiefpunkt. Und das, obwohl uns das kulinarische Erleben doch so wichtig ist.

Seit wir ein Paar sind, haben wir das gemeinsame Essen zelebriert. Vom nächtlichen Döner beim Feiern in der Düsseldorfer Altstadt über den Heiratsantrag in einem Münchner Edelrestaurant bis hin zum Biohaushalt haben wir uns in den letzten zwölf Jahren entwickelt – gemeinsam. Selbst mein Schritt zum vegetarischen Essen war im Nachhinein betrachtet ein Klacks. Auch wenn Stephan ab und an Fleisch und Fisch isst, sind wir den vegetarischen Schritt doch gefühlt zusammen gegangen. Und nun? Trennung am Esstisch? Nie wieder ein gemeinsamer Käseabend mit gutem Wein und schönen Gesprächen?

Und wie soll das Essen als Familie in Zukunft aussehen? Auch mit den Kindern haben wir immer schon viel Wert aufs gute Einkaufen, auf gemeinsames Zubereiten und auf den gemeinsamen Genuss gelegt. Das, was jetzt am Familientisch der Mattukats passiert, hat nicht mehr viel damit zu tun.

Ich beschließe, dass es so nicht weitergehen kann. Gespräche über geschlachtete Tiere gehören in jedem Fall NICHT an den Familienesstisch. Egal, ob man Vegetarier, Veganer oder Fleischesser ist. Und auf Kosten unserer Ehe soll meine neue Ernährungsform auch nicht gehen. So viel ist klar. Andererseits ist es nun mal meine moralische Überzeugung. Ich will nicht weiterhin unterstützen, dass Tiere nicht wie Lebewesen,

sondern wie Produkte behandelt werden, dass sie vor der Schlachtung auf grausame Art und Weise gefoltert werden, dass sie überhaupt getötet werden, dass männliche Küken vergast oder geschreddert werden, dass wir Kühen ein Kälbchen nach dem anderen wegnehmen, um selbst in den Genuss von Milch, Joghurt oder Käse zu kommen. Außerdem möchte ich von meinen Kindern später nicht gefragt werden: „Mami, du wusstest, wie sehr Tiere gequält werden; du wusstest, dass die Tierhaltung verheerende Folgen für den Klimawandel hat; du wusstest, dass tierische Ernährung schlecht für unsere Gesundheit ist – warum hast du trotzdem nicht versucht, uns vegan zu ernähren?"

Ein echtes Dilemma. Wie geht es jetzt weiter?

Ich weiß es noch nicht, aber ich möchte Sie, werte Leserin und werter Leser, mitnehmen auf meine Reise. Auch wenn mir die Aufgabe, meine Kinder komplett tierfrei zu ernähren, zum jetzigen Zeitpunkt sehr schwierig erscheint, will ich es dennoch in jedem Fall versuchen. Ob wir am Ende des Prozesses alle vier Veganer sind, ob wir noch gemeinsam essen, wie wir kochen und wie wir mit unserem Umfeld umgehen, ist zu diesem Zeitpunkt offen. In jedem Fall will ich diesen Prozess aufschreiben, denn ich bin sicher, dass die vegane Ernährung die Ernährungsform der Zukunft ist und dass somit viele Familien einen ähnlichen Prozess durchleben werden.

Nun könnte man denken: „Meine Güte, dann essen die halt unterschiedlich, da muss man ja nicht gleich ein Buch drüber schreiben", aber es steckt eben doch mehr dahinter. Eben weil Essen mehr ist als reine Nahrungsaufnahme. Gemeinsam zu essen ist wichtig für Familien, es bringt sie zusammen an einen Tisch. Oft ist das der Ort, an dem gelacht, gesungen, gescherzt und geweint wird. Hier lebt die Familie, hier streitet die Familie, hier zeigen sich die Konflikte in ihrer reinsten Form. Wir sind jetzt gerade das beste Beispiel dafür: Einer im System verändert sich – und das ganze System ist zwangsläufig betroffen.

Meine kulinarische Herkunft

Ich habe schon angedeutet, was mein größter Antrieb ist: mein Mitleid mit den Tieren. Wie wahrscheinlich fast jedes Kind hatte auch ich als kleines Mädchen ein großes Herz für Tiere. Vor allem an eine Episode in meiner Kindheit kann ich mich noch gut erinnern. Eine kurze Zeit lang hielten wir Schafe und Ziegen auf unserem Grundstück. Als es einmal fürchterlich regnete, ging ich als Zehnjährige mit einer Menge Handtücher zum Unterstand der Tiere, um sie abzutrocknen, weil sie mir so leidtaten. Damals wusste ich noch nicht, dass Regen zu ihrer geringsten Sorge gehört.

Dass wir die Tiere hielten, um sie später auf unserem Teller wiederzufinden, wurde mir leider verschwiegen. Fleisch zu essen gehörte bei uns genau so dazu wie die Liebe zu unserem Haustier. Ich fing zwar Streit mit Jungs an, die Ameisen unter der Lupe im Sonnenschein verbrutzeln ließen, aß aber gleichzeitig gerne das „Lammkotelett à la Mama". Aus kulinarischer Sicht könnte man meine Kindheit also als ganz normal sozialisiert bezeichnen. Nicht typisch deutsch zwar, sondern mit französischem Einschlag wegen der geographischen Nähe meines Heimatortes zu Frankreich, mit libanesischem Einschlag wegen der Herkunft meines Vaters und mit besonders viel Genuss und Freude am Bewirten von Gästen, aber ansonsten eben wohl ganz normal.

Dass kein Tier für mein Essen getötet werden soll und ich moralisch keinen Unterschied mehr zwischen Katzen und Kühen mache, entschied ich erst spät, im März 2011. Dass dazu allerdings mehr gehört, als kein Fleisch oder keinen Fisch mehr zu essen, wurde mir klar, als ich mich mehr und mehr mit diesem Thema auseinandersetzte.

Von der Vegetarierin zur Veganerin
– und was meine Freundin Mariana damit zu tun hat

Meine liebe Freundin Mariana – sie redet nicht viel über die guten Sachen, sie macht sie einfach. So auch beim Essen. Etwa zeitgleich mit meinem Schritt zur Vegetarierin hat sie ihre Ernährung auf vegan umgestellt. Was so toll an ihr ist: Als ich ihr gesagt habe, dass Fische mir nicht so leidtun und ich sie weiter esse, hat sie mich nicht verurteilt, sondern mir im Gegenteil gesagt, dass ihr das am Anfang auch so ging.

Alles braucht seine Zeit. Und ziemlich schnell kam bei mir der Punkt, an dem ich auch den Anblick von japsenden Fischen, die mit einem Netz aus dem Meer gezogen werden, nicht mehr ertragen konnte. Fortan war ich also tatsächlich Vegetarierin – Ovo-lacto-, also Ei und Milch essende Vegetarierin, um genau zu sein.

Ein Jahr später scheint mir diese Umstellung so einfach gewesen zu sein, dass ich mich bewusst erinnern muss, was daran schwierig war. Ich weiß noch, dass Mariana mal wieder das Video „Schlachthäuser aus Glas" von Paul McCartney mit Aufnahmen vom Schlachthausalltag bei Facebook gepostet hatte. Wieder einmal brachte ich es nicht übers Herz, das Video anzuschauen, aber dieses Mal hat es bei mir plötzlich „Klick" gemacht. Ich gestand mir ein, dass ich nur deshalb Fleisch essen kann, weil ich ignoriere, was mit den Tieren hinter der Schlachthausmauer passiert.

Damals war das ein riesiger Schritt, aus heutiger Sicht gar nicht mehr so sehr. Vielleicht liegt es daran, dass Stephan kein Problem damit hatte, daran, dass sich unser Familienleben nicht maßgeblich veränderte und wir weiterhin unsere köstlichen Käseplatten mit Rotwein genießen konnten. Mir fällt nur ein, dass Emilia sich anfangs beschwerte, dass die Reis-Pilz-Pfanne jetzt ohne Putenfleisch war und Kohlrabi und Kartoffeln ohne Hühnchen auskommen mussten. Anfangs

kochte Stephan am Wochenende für sich und die Kinder Hackbällchen und Fischstäbchen. Aber auch das wurde zunehmend weniger – vor allem als auch Emilia sich entschied, Vegetarierin zu werden.

Einzig unsere Kochrunden mit Freunden wurden zu einer etwas größeren Herausforderung. Aber einfach das Tier nicht mit auf den Teller zu füllen geht ja immer. Selbst wenn es Schwierigkeiten gab, sind sie mir nicht mehr ernsthaft präsent. Vielleicht war die Umstellung aber auch – im Vergleich zum Vegan-Werden – einfach so viel weniger spektakulär.

Auch gesellschaftlich sind Vegetarier ja inzwischen akzeptiert. Natürlich bekam ich in meinem vegetarischen Jahr ab und an Sprüche von Männern um die Ohren gehauen, mit denen sie sich anhand ihres Fleischkonsums als besonders raue Gesellen profilieren wollten, aber die häufigsten Reaktionen hatten doch eher zum Inhalt, dass man ja selbst auch kaum Fleisch esse und wenn, dann nur von Tieren aus guter Haltung. Dabei ist allerdings oft zu beobachten, dass die Aussage „aus guter Haltung" durchaus Interpretationssache ist und sich viele nicht immer an die selbst auferlegte Bedingung halten. Ich kenne diese Rechtfertigung auch von mir selbst. Habe ich doch früher auch nur Biofleisch gegessen, möglichst von Demeter, der Biomarke mit den strengsten Richtlinien. Außer Acht gelassen habe ich dabei ganz gerne das Auswärtsessen und die Ausnahme hier und da ...

Also, Vegetarier werden nicht mehr abgestempelt. Vor meinem Outing als Veganerin fürchte ich mich hingegen ein wenig. Wahrscheinlich aus Angst, ausgegrenzt zu werden. Vielleicht sind die Kochrundenteilnehmer nicht so sehr an meiner Gesellschaft interessiert, wenn ich es so kompliziert mache? Vielleicht will der ein oder andere sich nicht mehr mit mir verabreden, wenn schon die Restaurantsuche zum Problem wird?

Mariana hingegen ist mir auch in diesem Punkt ein sehr gutes Beispiel. Sie steht zu allem, was sie tut, und vertritt ihre Meinung, egal wo und wie. Chapeau!

Bei ihr habe ich auch meine erste ansatzweise vegane Woche erlebt. Ich war vor einem halben Jahr zu Besuch und sah, dass es tatsächlich möglich ist, Kaffee mit etwas anderem als Kuhmilch zu trinken und statt Sahne, Ersatzprodukte zu benutzen. Richtig überzeugt war ich allerdings nicht, ich fand es zwar bewundernswert, war aber dann doch froh, als ich wieder meinen Käse, meinen Milchschaum und normale Sahne benutzen „durfte". Ich war noch nicht so weit.

In den darauffolgenden Wochen kam aber immer öfter bei mir das Bild des Kälbchens hoch, das ich einmal auf einem Bauernhof getrennt von Mutter und Euter an allem schlecken sah, an das es mit dem Maul herankam, und das nichts von dem abbekam, was eigentlich ihm zusteht. Und auch die Vorstellung, wie traurig es für eine Kuh sein muss, immer wieder schwanger zu sein und niemals die Belohnung eines kleinen Kindes zu haben, kam mir immer wieder in den Sinn. Ich fand die Vorstellung so gemein, dass ich zu weinen anfing, sobald ich darüber nachdachte. Das mailte ich meiner Freundin und auch, dass ich es dennoch nicht schaffen würde, vegan zu leben. Wieder verurteilte sie mich nicht, sondern schrieb mir einfach nur, dass ich ein reines Herz hätte. Ist das nicht toll? Ein Dankeschön an Mariana, die mir zugestanden hat, dass ich bestimme, wann ich so weit bin. Vielleicht geht es auch Ihnen als Leserin oder Leser so, dass es Sie anrührt, was mit den Tieren passiert? Vielleicht kann ich Sie mit meiner Erfahrung ein wenig ermuntern, sich zu trauen – wenn Sie so weit sind.

Ist vegan auch für Kinder gesund?

Ich komme gerade vom Mittagessen. Bratkartoffeln in Öl gebraten sind vegan, aber nicht unbedingt das gesündeste Essen, das es für

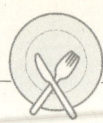

Kinder gibt. Und genau das ist mein Dilemma. Zwar esse ich seit meinem ersten veganen Tag so viele gesunde Sachen wie noch nie, aber wie kann ich meine Kinder dazu bringen, sich ebenfalls vegan und dabei gesund zu ernähren? Sie mögen keinen Salat, nur wenige Sorten Gemüse, und sobald meine Tochter Soja herausschmeckt, ist bei ihr das Essen gelaufen.

Bisher habe ich bei der Auswahl und Zubereitung des Essens für meine Kinder mit bestem Wissen und Gewissen gehandelt und hatte das Gefühl, ihnen ziemlich gesunde Sachen anzubieten. Auch wenn dabei nicht besonders viele verschiedene Sorten Gemüse auf dem Speiseplan standen, dann doch immer möglichst wenig Zucker, viel Vollkorn und Obst.

Dass weder Erwachsene noch Kinder Fleisch oder Fisch benötigen, um sich gesund zu ernähren, so viel hatte ich in meinem Jahr als Vegetarierin schon verstanden. Bei Fisch, der ja landläufig ein so gutes Image hat, dauerte es etwas länger, den habe ich meinen Kindern dann doch immer mal wieder angeboten. Aber abgesehen davon, dass ich inzwischen glaube, dass wir die tierischen Eiweiße wirklich nicht brauchen, ist mir längst auch die Schadstoffbelastung der Fische nicht mehr geheuer. Wenn ich darüber nachdenke, wie sehr die Weltmeere verschmutzt sind, wird mir ganz schwindelig. Da muss man noch nicht mal lesen, was die großen Schiffe auf offener See so alles über Bord kippen, es reicht, an den verschiedensten Stränden der Welt die Augen aufzumachen und zu sehen, was da alles so an Müll angeschwemmt wird. Bei unserem letzten Strandurlaub bin ich sehr traurig geworden, weil ich darüber nachgedacht habe, ob meine Kinder mit ihren Kindern überhaupt noch am Meer Urlaub machen werden können. Tja, und die armen Fische schwimmen in dieser Suppe herum und nehmen all diesen sichtbaren und unsichtbaren Dreck in sich auf. Lecker und ganz bestimmt sehr gesund für den Fisch und für denjenigen, der den Fisch isst!?

Da gebe ich meinen Kindern lieber ein paar Walnüsse, deren Kerne überdurchschnittlich viel Omega-3-Fettsäure (9,1 g auf 100 g) enthalten, derentwegen Fische ja so gerne empfohlen werden.

Was Eier und Milchprodukte angeht, war ich bis vor nicht allzu langer Zeit davon überzeugt, dass sie gesund sind und ich meinen Kindern damit etwas Gutes tue. Zwar habe ich das Gefühl, schon ein relativ aufgeklärter Verbraucher zu sein – ich falle nicht auf Fertigprodukte und vermeintliche Fitmacher für Kinder rein –, aber 38 Jahre Sozialisation durch „normales" Essen sind nun einmal in jeder Zelle meines Körpers abgespeichert. Mit der Überzeugung „Die Milch macht's" bin ich groß geworden, und die lässt sich nicht so leicht abschütteln.

Sozialisation ist im Übrigen ein gutes Stichwort: Inwiefern mache ich meine Kinder eigentlich zu Außenseitern der Gesellschaft, wenn sie vegan sind?

Klar ist jetzt schon: Diese außergewöhnliche Form der Ernährung macht bei uns das Essen zum ständigen Thema. Dabei sollte Essen doch vor allem Lebensfreude bedeuten! Und damit will ich meine Kinder überzeugen. Dazu muss ich aber erst einmal selbst überzeugt sein und herausfinden, ob vegane Ernährung für Kinder wirklich gut ist.

Dazu telefoniere ich mit Dr. med. Ernst Walter Henrich, der die Broschüre „Vegan – eine kurze Information über die gesündeste Ernährung" herausgegeben hat. Für ihn ist vegan – wie der Untertitel der Broschüre schon vermuten lässt – ganz klar die gesündeste Ernährung. Milch- und Milchprodukte hingegen verursachen seiner Meinung nach nicht nur Osteoporose und eine verstärkte Knochenbrüchigkeit, sondern schaden der Gesundheit insgesamt extrem. Krankheiten wie Krebs, Herzinfarkt, Bluthochdruck, Diabetes und Übergewicht sieht er klar als Folge der Ernährung mit tierischem Eiweiß. Wenn ich mir anhöre, wie viele Studien und Quellen er anführt, die das beweisen, wird mir ganz anders: die „China Study",

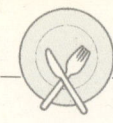

die Empfehlungen der Ärztekommission PCRM, das Positionspapier der Amerikanischen Gesellschaft für Ernährung, „Milch besser nicht" von Maria Rollinger, „Food Revolution, Ernährung – Der Weg zu einem gesunden Leben in einer gesunden Welt" von John Robbins und „Vegane Ernährung" von Gill Langley.

Zuallererst spricht Dr. Henrich über die inzwischen recht bekannte „China Study" von Professor Dr. T. Colin Campbell, die umfassendste Studie über Ernährung, Lebensweise und Krankheit in der Geschichte der ernährungsmedizinischen Forschung, an der nicht nur die Cornell University, USA, und die University of Oxford, sondern auch die Chinese Acadamy of Preventive Medicine beteiligt waren. Die „China Study" ist schon im Jahr 2004 erschienen und beweist den Zusammenhang zwischen tierischem Protein und allen westlichen Zivilisationskrankheiten. Herzerkrankungen, Diabetes, Krebs – das ganze Programm.

Über die Empfehlungen des „Physicians Committee for Responsible Medicine" (PCRM), einer amerikanischen Ärztekommission für verantwortungsbewusste Medizin, berichtet mir Dr. Henrich, dass sie die vegane Ernährung empfiehlt, weil sie kein Cholesterin und sogar weniger Fett, gesättigte Fettsäuren und Kalorien als vegetarische Ernährung enthält und weil sie keine Milchprodukte und Eier beinhaltet. Nach Aussage der Kommission nehmen die gesundheitlichen Vorteile zu, je weniger Nahrung aus tierischen Quellen in der Ernährung vorkommt, was somit die vegane Ernährung zur gesündesten überhaupt macht.

Während unseres Gesprächs kommt mir ein gruseliger Gedanke: Schon öfter habe ich darüber nachgedacht, woran es eigentlich liegt, dass Mädchen heute viel früher ihre Regel bekommen und auch viel früher schon Brüste entwickeln. Ich frage Dr. Henrich und er erklärt mir, dass es tatsächlich eine enge Verbindung zwischen

tierproteinreicher, fettreicher Ernährung und Sexualhormonen und einer frühen Periode gibt, von denen beide übrigens das Brustkrebsrisiko erhöhen. Ein Grund dafür, dass wir unsere Kinder keine Kost, die reich an Nahrungsmitteln tierischen Ursprungs ist, essen lassen sollten.

Wie krass ist das denn? Wegen der vielen Milch bekommen die armen Mädchen heute alle so früh ihre Tage? Und als Frau dann auch vielleicht noch Brustkrebs?

Dr. Henrich wundert sich ohnehin ein wenig über meine Frage, ob man auch schon Kinder vegan ernähren könne. Allein meine Bedenken zeigten ja schon, welche Verunsicherung die Manipulationen und Falschinformationen der Tierindustrie angerichtet hätten. Für ihn als Arzt sei es ein Skandal, den Kindern nicht in jedem Lebensalter die bestmögliche und damit die vegane Ernährung zukommen zu lassen. Ein Kind solle zuerst, wenn möglich, nur mit Muttermilch ernährt werden, danach sollten nach und nach die veganen Nahrungsmittel eingeführt werden. Viele chronische Erkrankungen hätten ihren Ursprung nämlich bereits in der nicht-veganen Ernährung im Kindesalter! Und nicht nur er empfehle das: Die vegane Ernährung für Kinder und Kleinkinder werde u.a. auch von der „American Dietectic Association" (ADA) und vom „Physicians Committee for Responsible Medicine" (PCRM) empfohlen.

Wichtig sei natürlich, dass aus den Kindern keine Pommes-Veganer würden, sondern man als Eltern natürlich für gesundes und damit abwechslungsreiches Essen Sorge trage. Womit wir wieder bei den Bratkartoffeln wären. Die allein lassen meine Kleinen jedenfalls nicht wachsen und gedeihen. Fürs Erste entscheide ich mich, beim nächsten Kartoffelhunger die gesündere, aber dennoch schnell gekochte Variante meiner Freundin Nicole zuzubereiten, das Kartoffel-Möhren-Durcheinander. Möhren enthalten nämlich u.a. nicht nur B-Vitamine

und Folsäure, sondern gehören zu den besten Carotin-Lieferanten unter den Gemüsen. Außerdem wird dieses Essen nicht so stark erhitzt wie Bratkartoffeln, so dass auch die Vitamine der Kartoffel eher erhalten bleiben. (Dieses einfache Rezept findet sich in meiner Rezeptesammlung am Ende des Buches.)

Die Milch macht's
– auch schon mal Bauchweh

Das, was Dr. Henrich in unserem Telefonat sagt, deckt sich mit meinen eigenen Erfahrungen. Bei meinem Sohn Richard (5) war schon nach seinen ersten Gläsern Kuhmilch zu sehen, dass er sie nicht wirklich gut verträgt. Nach einem Glas Milch mit pürierter Banane bekam er sofort Bauchschmerzen. Ich ersetzte für ihn die Milch durch Reismilch und die Schmerzen verschwanden. So einfach war das. Den Zusammenhang zwischen seinem immer wiederkehrenden Paukenerguss in den Ohren und Joghurt bzw. anderen Milchprodukten, den unter anderem eine Osteopathin herstellte, wollte ich hingegen nicht so ganz sehen. Irgendwie überwog meine Überzeugung, dass eine Schale Obst mit Naturjoghurt doch so gesund sei. Heute wundere ich mich über mich selbst. Manche Dinge wollen wir wohl einfach nicht wahrhaben und dann schaffen wir es offensichtlich auch prima, sie auszublenden.

Ich für mich kann schon nach dieser kurzen veganen Zeit sagen: Seitdem mein täglicher Latte macchiato nach dem Mittagessen keine Kuhmilch mehr enthält, rumort es in meinem Magen nicht mehr den ganzen Nachmittag. Ich wusste bis zu diesem Zeitpunkt gar nicht, dass mein Körper das Essen auch schmerzfrei verarbeiten kann und ohne, dass ich etwas davon mitbekomme. Dieses leichte Ziehen und Drücken war für mich ganz normal und ich dachte, so sei das eben. Verrückt.

Da ich mir vorstellen kann, dass sich auch in Ihnen diese tief sitzende Überzeugung „Aber Kinder brauchen doch Milchprodukte, schon wegen des Kalziums" meldet, möchte ich noch etwas hinzufügen: Milch enthält zwar viel Kalzium, aber wenn wir viele tierische Eiweiße zu uns nehmen, dann begünstigen wir eine Kalziumausscheidung, d.h., wer viel Milch trinkt, nimmt viel Kalzium auf, scheidet es aber gleichzeitig genau wegen des Milchtrinkens wieder aus. Aus meiner Sicht zeigt das eines ganz deutlich: Kuhmilch scheint einfach nicht für den Menschen gemacht zu sein.

Menschliche Muttermilch hingegen ist ja immer perfekt an die Bedürfnisse des Säuglings angepasst. Nach der Geburt gibt's aus der Brust erst mal das Powerpaket Kolostrum, auch Vormilch genannt, durch das die Abwehrkräfte des Neugeborenen gestärkt werden. Dann ändert sich die Zusammensetzung der Milch, je nachdem, in welcher Wachstumsphase sich das Baby befindet. Sogar während eines einzigen Stillvorgangs ändert sich die Muttermilch. Außerdem passt sich die Brust mit der Milchproduktion genau dem Hunger des Säuglings und seiner Stillhäufigkeit an – wie ein Wunder habe ich das beim Stillen empfunden.

So perfekt wie die menschliche Muttermilch für menschliche Säuglinge ist, so perfekt ist die Kuhmilch von Natur aus für Kälbchen. Kein Säugetier der Welt käme von selbst auf die Idee, Milch von einem anderen Säugetier zu trinken. Nur der Mensch. Vielleicht liegt es ja daran, dass er als einziges Säugetier in der Lage ist, Medikamente zu entwickeln, um die möglichen Folgen des Kuhmilchtrinkens bekämpfen zu können.

Nachdem ich mein Wissen über das Stillen mit meinen eigenen Bauchschmerzerfahrungen und dem Wissen von Dr. Henrich zusammengebracht habe, empfinde ich die gewonnene Erkenntnis natürlich als schöne Bestätigung für meine neue Ernährungsweise. Gleichzeitig aber ruft es mich mit aller Macht als Mutter auf den Plan, dringend

auch meine Kinder von veganer Ernährung zu überzeugen. Habe ich nicht sogar die Verpflichtung dazu, wenn ich über das Wissen verfüge? Also, wozu länger warten?

Los geht's

Als Unterstützung für meine neue Form der Ernährung habe ich eine unfassbare Küchenmaschine, die aussieht, als könne sie sogar zum Mond fliegen. In jedem Fall kann man mit ihr – oder besser mit ihm, dem Thermomix – Getreide mahlen, Teig kneten, Gemüse dämpfen, alles Mögliche kochen oder garen. Meine Schwiegermutter stellt mir das ziemlich teure Gerät freundlicherweise für die Zeit zur Verfügung, in der sie im Urlaub ist. Von meinen veganen Experimenten weiß sie allerdings nichts.

Der Thermomix wird für meine Kinder in den folgenden Wochen zum Inbegriff von „Oh nein, Mami probiert schon wieder was Neues aus". Viele der Experimente gelingen wirklich nicht so gut, aber ich bin begeistert von diesem Gerät. Ich kann damit alle möglichen leckeren Aufstriche machen und weiß einfach immer genau, was drin ist: nur das, was ich reingetan habe. Außerdem hat es diese wunderbare Getreidezerkleinerungsfunktion. Und ich backe und backe das köstlichste Brot! Bisher habe ich mich beim Brotbacken immer auf den Backrezeptvorschlag auf der Packung mit Sauerteigextrakt beschränkt. Sehr zu empfehlen zwar, aber auf Dauer etwas eintönig. Seitdem ich den Thermomix habe, probiere ich viele neue Sorten aus.

Aber genug geschwärmt! Nicht alle Leserinnen und Leser werden eines dieser teuren Küchengeräte zu Hause haben, und vegan kochen und backen geht natürlich auch prima ohne Thermomix.

Für mich aber steht er als Symbol für den Wunsch nach einer einfachen Lösung. Ich will es mir leicht machen und begebe mich auf die Suche nach einem veganen Thermomix-Kochbuch. Leider ist die Suche

gar nicht so leicht – in der Zeit, in der ich recherchiert habe, hätte ich sicherlich schon ein paar leckere Rezepte alleine ausprobieren können. Aber wozu ist man Journalistin – wenn nicht zum Recherchieren? Also finde ich schließlich eine sehr liebe und engagierte ältere Dame aus dem Süden Deutschlands, die ein Heft zusammengestellt hat, das genau meine beiden Bedürfnisse vereint: vegan und Thermomix. Ich bestelle „Muttis Rezepte Gesund und Gut" direkt bei Eva Euerl und bekomme es auch gleich nach Bezahlung geliefert (für weitere Informationen s. Anhang).

Mit viel Elan und gutem Willen mache ich mich daran, all die Grundzutaten, die in dem Büchlein genannt werden, einzukaufen. Als Erstes probiere ich den gefüllten Vollkornmöhrenkuchen. Er schmeckt uns nicht besonders gut und kommt sehr schlecht bei den Kindern an.

Also lege ich das Büchlein erst mal zur Seite und beschließe, dass „So gesund" noch ein wenig warten muss. Die Rezeptesammlung ist sicherlich für alle eine Bereicherung, die entweder schon Erfahrung mit dem Thermomix haben oder Erfahrung mit veganer Ernährung und diese gerne vollwertiger machen wollen.

Traurig und enttäuscht stelle ich fest, worum es mir eigentlich geht: Ich wünsche mir jemanden, der mich an die Hand nimmt und mir zeigt, dass es ganz einfach ist. Ich wünsche mir eine fröhliche Köchin herbei, die für uns kocht und die mir zeigt, wie man ganz einfache gesunde vegane Gerichte zubereitet, die meine Kinder lieben. Hallo, ist da draußen so jemand?

Meine Mama

Was liegt jetzt bei dem Wunsch nach „Es kümmere sich bitte jemand" näher, als mich in den Schoß meiner Mama zu begeben? Einer der Gründe, warum ich mich auf eine Woche Osterferien mit den Kindern bei meinen Eltern freue: endlich mal nicht kochen müssen

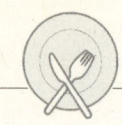

und endlich mal nicht überlegen müssen, was es so zu essen geben könnte. Allerdings gibt es ein klitzekleines Problem: Meine Mutter weiß noch gar nichts von meiner neuen Ernährungsform. Dass ich Vegetarierin geworden bin, war für sie bereits eine Zumutung. Ich glaube, sie hat dieses Wort sogar verwendet – geradeheraus, wie sie so ist. Somit will ich nun nicht wirklich eingestehen, dass ich inzwischen auf alle tierischen Produkte verzichte. Ich hoffe, dass ich mich schon irgendwie durch die Woche durchmogeln kann, so dass es keiner merkt.

Meine Mutter ist mit der „Mach du mal"-Erwartungshaltung, die ich mit im Gepäck habe, überfordert. Verständlicherweise. Sind doch nun meine Tochter und ich als offizielle Vegetarierinnen mit an Bord, meine Schwester, die zurzeit keinen Zucker essen will, und meine Nichte, die eine Nahrungsmittelunverträglichkeit hat. Da würde jede Diätköchin im Dreieck springen. Als ich dann auch noch klammheimlich die Sahne- und Käsesaucen weglasse, ist es vorbei. „Also, das macht ja keinen Spaß mehr, für euch zu kochen. War das früher so schön, als man einfach Fleisch auf den Tisch bringen konnte", bricht es aus meiner Mutter heraus. Wie gut kann ich sie verstehen! Ich finde es ja selbst schwierig, plötzlich ganz anders zu kochen. Wenn ich dann bedenke, dass meine Mutter nicht nur schon 30 Jahre länger so kocht, sondern dass die Generation unserer Mütter sich ohnehin viel mehr mit dem identifiziert, was sie auf den Tisch bringt, ist das wirklich eine Zumutung. Aber hier stellt sich die Frage: Wie weit gehe ich Kompromisse ein, und wie weit will ich meiner Überzeugung treu bleiben? Ich beginne, wieder mehr Verantwortung zu übernehmen, und überlege mit, was wir kochen könnten. Gleichzeitig erkläre ich meiner Mutter: „Du musst auf mich keine Rücksicht nehmen, ich nehme mir einfach, was ich mag."

Im Laufe der Woche geht das mehr oder weniger gut, aber nun steht ja auch das Osterfest vor der Tür. Früher genossen wir alle den Lamm-

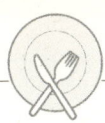

rücken mit Mamas köstlicher Sauce. Es sind daran Erinnerungen geknüpft, schöne Momente und vor allem Gefühle von Kindheit und Ausgelassenheit – ja, das Osterfest selbst ist damit im Gehirn gekoppelt. Diese Kopplung ist es wohl auch, die mich in meinem vegetarischen Jahr stutzen ließ. Es gab genau drei Momente, in denen ich wirklich Appetit auf Tiere bekommen habe, zwei davon an Weihnachten: Fleischfondue mit den besten Saucen, die nur meine Mutter zaubern kann, und Scampi mit der hervorragendsten Mayonnaise, die ebenfalls nur meine Mutter so hinbekommt. Die dritte Situation war – es lässt sich schon erahnen – ebenfalls bei meiner Mutter: Pfeffersteak, denn auch diese Sauce kann nur meine Mutter in Perfektion. Wenn ich Fleischfondue sehe, empfinde ich in meinem Herzen Weihnachten. Deshalb habe ich Lust bekommen, es zu essen. Ich habe es nicht getan und es hätte mir wahrscheinlich auch nicht geschmeckt, aber es ist doch erstaunlich zu sehen, was Essen in uns auslösen kann.

Mir kommen die Tränen beim Schreiben, denn ich kann gut verstehen, dass es meine Mutter traurig macht und dass sie sich ein Stück weit verraten fühlt, wenn ich ihre Gerichte nicht mehr anrühre. Eine große Portion Liebe lag in diesem Essen, und sie strahlte, wenn ich es mit Genuss aß.

Ich kann sie so gut verstehen. Auch ich will, dass meine Kinder mit meinem Essen Liebe, Geborgenheit und „nach Hause kommen" verbinden. „La Mama" bringt doch die Liebe auf den Tisch.

Umso mehr bewundere ich sie für das, was sie nun aus dieser nicht einfachen Situation an Ostern macht. Sie hat entschieden, dass alle mithelfen und jeder das vorbereitet, was er gerne mag. Dass wir daraus dann ein leckeres Buffet zaubern und wir so an Ostern keinen Stress haben. Damit sorgt sie dafür, dass nicht alle Verantwortung an ihr hängen bleibt und dass wir trotzdem ein gemeinsames kulinarisches Erlebnis haben – auch wenn nicht alle dasselbe essen. Ist sie nicht großartig? Ich finde schon!

Einkaufen

Wenn ich ausnahmsweise mal in einen gut sortierten „normalen" Supermarkt gehe, erschlägt mich das Angebot. Ich komme an etlichen Regalgängen vorbei, mit Dingen, die in meiner Küche und in meinem Leben überhaupt keine Rolle spielen. Wenn ich mir die Zutatenliste mancher Produkte anschaue, frage ich mich: Wie viele Lebensmittelchemiker dieser Welt sind damit beschäftigt, so viele verschiedene künstliche Geschmacksnuancen herzustellen, dass meterhohe Regale mit den verschiedensten Fertiggerichten, Saucenpäckchen, Süßigkeiten und Knabbereien entstehen können? „Rustikales Filetpfännchen fix", „Richtig saftig Schlemmerlachs" und gefühlte 280.000 Sorten Chips. Seitdem ich vegan einkaufe, kommt mir das Überangebot in normalen Supermärkten noch immenser vor — praktischerweise kann ich inzwischen noch mehr Regale ganz einfach ausblenden. Die Fleisch-, Wurst- und Fischtheke ja sowieso. Aber jetzt auch noch die gesamte Kühlabteilung mit den Massen an Joghurts, Milchdrinks und pre- und probiotischen Erfindungen. Hunderte Regalmeter, die ganz einfach wegfallen und mir das Leben leichter machen. Herrlich!

Mein letzter Einkauf im großen Supermarkt hat mir wieder klargemacht, warum ich so gerne im Bioladen einkaufe: Hier kommt Tageslicht herein, es läuft keine Musik, ich weiß, dass alles bio ist, kenne mich aus und quatsche hier und da mit dem Personal, das meine Frage nach veganen Produkten völlig normal findet und mir sogar auf meine Nachfragen antworten kann. Es gibt keine Fleischtheke, an denen den Kindern ein Stück Wurst angeboten wird, und es stehen keine Überraschungseier oder andere Impulsartikel für Kinder an der Kasse. Zu probieren gibt es Obst, Gemüse und Biokekse. Da lacht das Ökomutti-Herz!

Internetbestellung

Manche meiner veganen Bedürfnisse finde ich dann in meinem Biosupermarkt aber doch nicht befriedigt. Zum Beispiel gibt es außer der Zartbittervariante nur einen einzigen Ersatz für milchhaltige Schoki: Reismilchschokolade. Die haut mich definitiv nicht vom Hocker. Für mich schmeckt sie so, als wäre die Milch in der Vollmilchschokolade schlecht geworden. Deshalb ist heute der Tag meiner ersten Lebensmittelbestellung im Internet. Auf „www.alles-vegetarisch.de", einer Seite, die nur vegane Produkte anbietet, bestelle ich Schokokekse, die so genannte Schakalode (habe ich schon gesagt, dass ich auf Schokolade stehe?) und Gummibärchen ohne Gelatine. Damit will ich mir und den Kindern zeigen: Vegan heißt nicht, dass wir auf alles verzichten müssen! Nichts nervt nämlich mehr als der Satz: „Ach nein, das *darfst* du ja nicht!" Ich glaube, vor allem Kinder fühlen sich sehr schnell persönlich angegriffen, wenn sie kulinarisch ausgeschlossen werden. Wobei Allergien und Nahrungsmittelunverträglichkeiten ja inzwischen in fast jeder Kindergartengruppe oder Schulklasse vorkommen, und diese Kinder dürfen dann tatsächlich bestimmtes Essen nicht oder nur eingeschränkt zu sich nehmen. Beim veganen Internetversand jedenfalls *darf* ich alles bestellen. Ich wage es, neben dem ganzen Süßkram auch noch die Mozzarella-Alternative in den Warenkorb zu legen. Ich bin sehr gespannt! *Darf* ich das sein?

Wie macht man das denn nun so ...
ohne Milch und Eier?

Emilias Reaktion auf meine Versuche, sie von Reis-, Hafer- oder Sojamilch zu überzeugen, ist ganz einfach: „Aber Mami, Milch kann man einfach nicht ersetzen. Dich kann man doch auch nicht ersetzen."

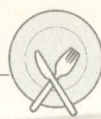

Klare Logik meiner Tochter, die gleichzeitig das Mutterherz dahinschmelzen lässt. Allerdings hoffe ich, dass ich als Mutter wirklich etwas weniger ersetzbar bin als Milch. Bei der ist es nämlich nur eine Frage des Willens. Sojamilch lässt sich super aufschäumen, mit Reismilch lassen sich Milchreis, Grießbrei und ähnliche Süßspeisen zubereiten, und im Müsli finde ich Mandelmilch am leckersten.

Backen ohne Eier ist gar kein Ding, wer hätte das gedacht? Im Leben hätte ich mir das nicht vorstellen können. Eier lassen sich entweder durch Sojamehl oder Backpulver und Öl oder Leinsamen und Wasser ersetzen. Je nachdem, ob das Ei im Rezept zur Lockerung oder zur Bindung gedacht ist. Sogar Rührei kann man mit Tofu nachahmen. Das allerdings ist nicht so mein Geschmack und geht nur mit sehr viel Schnittlauch. Oft koche ich Gerichte, die ich schon zu vegetarischen Zeiten gekocht habe, und lasse dabei entweder Sahne, Butter oder Käse einfach weg oder aber ich ersetze sie durch Margarine und Hafersahne. Aber ich wage mich auch immer mehr an neue Gerichte.

Die Butter vom Brot geholt

Mein Sohn nimmt jetzt immer Margarine statt Butter und meine Tochter isst sowieso keine Butter auf dem Brot. Das findet sie eklig und kann überhaupt nicht mehr verstehen, dass sie Butter als Kleinkind eine Zeit lang sogar pur gegessen hat.

Margarine war mir früher nicht sehr sympathisch, weil es in meinen Augen ein Kunstprodukt ist. Außerdem enthalten viele Margarinen gehärtete Fette. Ganz überzeugt bin ich noch immer nicht von Margarine, aber „Alsan Bio" finde ich super. Auch Stephan findet diesen Butterersatz in Ordnung. „Alsan" gilt in den Internetforen unter Veganern ohnehin als ein Produkt, bei dem sich Nicht-Veganer selten beschweren. Sie sieht aus wie Butter, und wenn man sie nicht gerade pur isst, bemerkt man wirklich nur einen Unterschied, wenn man es

weiß. Das Ersetzen der Butter durch „Alsan" ist also echt vegan für Anfänger. Ich persönlich mag die konventionelle „Alsan-S"-Variante überhaupt nicht und finde, dass irgendetwas daran ganz komisch schmeckt, vielleicht die Emulgatoren E471 und E472c. „Alsan Bio" enthält nur Öle und Fette aus kontrolliert biologischem Anbau und als Emulgator Sojalecithin. Übrigens ist nicht jede Margarine vegan, viele Sorten enthalten tierische Bestandteile wie zum Beispiel Buttermilch.

Eier von „Kimme und Korn"

In unserem Viertel gibt es den freundlichsten Bioobst- und -gemüsehändler der Welt, Herrn Kimme. Bei uns zu Hause hat mein Mann schnell „Kimme und Korn" aus ihm gemacht, was so gut zu dem friedlichen Laden und seinem Besitzer passt wie die Faust aufs Auge. In jedem Fall kaufe ich bei Herrn Kimme liebend gerne ein, weil er ein fantastisches Angebot hat und es ganz besonders charmant verkauft und meist noch schöne Rezeptideen mitliefert. Mit ihm unterhalte ich mich auch öfter über vegane Ernährung, der er sehr zugewandt ist.

Auf seinem Hof hält er eigene Hühner und bringt vor allem keine männlichen Küken um. In seinem Laden hat er am Morgen immer ein kleines Extrakörbchen mit Eiern von diesen Hühnern. Diese kaufe ich ab und zu für Stephan und die Kinder. Natürlich wollen sie wissen, warum ich die denn jetzt in Ordnung finde. Ich erkläre ihnen, warum sie für mich ethisch vertretbarer sind als andere Eier. Sie wissen nun also, dass an Eiern normalerweise das Blut von Millionen von geschredderten oder vergasten Küken klebt. Eine Wahrheit, die ich nicht ganz vor ihnen verbergen konnte, wollte, sollte ... Mute ich ihnen da zu viel zu? Müsste ich in solchen Situationen nicht einfach freundlich sagen: „Darum" oder: „Das müsst ihr nicht wissen"? In dieser Frage bleibe ich hin- und hergerissen. Als Richard jedenfalls kurz darauf ein Frühstücksei serviert bekommt, fragt er: „Sind das die

veganen Eier?" Ab heute gibt es im Hause Mattukat die wohl einzigen veganen Eier der Welt.

Dass es so etwas Schönes gibt auf der Welt Teil 1: Ingwer

Wie schön, dass Ingwer vegan ist. Ingwer finde ich einfach großartig, und ich freue mich jedes Mal darüber, dass es Ingwer gibt – wenn ich daran rieche, wenn ich mir daraus einen Tee mache oder wenn Stephan uns etwas Asiatisches damit kocht. Ich habe das Gefühl, dass ich mich jetzt viel mehr an dem, was die Erde uns zu bieten hat, erfreuen kann. Es fühlt sich an, als seien meine Geschmacksnerven dadurch, dass ich mich auf die wesentlichen Lebensmittel wie Obst, Gemüse und Getreide konzentriere, sensibler geworden und empfänglicher für das, was diese Lebensmittel an Schätzen zu bieten haben.

Danke schön, lieber Ingwer, dass es dich gibt!

Tischgespräche am Sonntagmorgen

Es liegt wohl in der Natur der Sache, dass ein solcher Wandel am Esstisch nicht sang- und klanglos verläuft. Natürlich will ich nicht, dass meine Kinder irgendetwas mit schlechtem Gewissen essen, aber wenn sie mich fragen, warum ich etwas nicht essen möchte, muss ich ihnen dann nicht die Wahrheit sagen? Leider kann man nur die grausamen Details auslassen, aber die Tatsache, dass wir die Tiere zu Lieferanten ihres Fleisches, ihrer Milch, ihrer Eier und ihrer Haut haben verkommen lassen und sie als Produkte missbrauchen, lässt sich leider nicht verleugnen.

So entwickelt sich heute am Sonntagmorgen ein fast philosophisches Gespräch. Richard fragt, ob die Menschen nicht irgendwann alle tot seien. Emilia antwortet ihm, dass ja immer wieder Babys nachkämen und er irgendwann auch welche bekomme und die dann auch wiederum und er dann Opa sei. Wir finden es sehr lustig, uns Richard als Opa vorzustellen. Seine nächste Frage ist dann, wie das denn bei den Tieren sei, wenn die doch immer geschlachtet würden. Ich spare mir die Antwort, dass die Tiere dadurch dennoch nicht alle irgendwann tot seien und dies deshalb nicht passieren werde, weil wir ja fleißig „nachproduzierten" – zu ehrlich muss man ja auch nicht sein. Irgendetwas lenkt uns dann glücklicherweise vom Thema ab.

Am Nachmittag kann ich den Kindern dann mal etwas Erfreuliches in unserer Sonntagszeitung zeigen: einen großen Artikel mit vielen Fotos über Schweine, die im Freien leben und ganz niedliche Hütten als Unterschlupf haben. Macht einen ziemlich artgerechten Eindruck. Auch hier spreche ich meinen Gedanken nicht aus: „Das ist zwar eine Million Mal besser als die gewöhnliche Schweineaufzucht, aber leider lebt nur 1 % (!) der Säue in Deutschland mit ihren Ferkeln im Freien, und geschlachtet werden sie am Ende auch." Irgendwie will ich den Kindern wohl nicht den Glauben an die Menschheit nehmen.

Glauben an die Menschheit?

Als ich die Schweine in ihrer Hütte sehe, fällt mir ein Film ein, den Mariana aufgetan hat. Er zeigt, wie Schweine eigentlich leben würden – wenn man sie ließe. Es sind sehr reinliche Tiere, die niemals freiwillig dort ihr Geschäft verrichten würden, wo sie fressen oder sich aufhalten. Sie suchen dazu einen anderen Ort auf. Außerdem verlassen auch die Säue zum Gebären die Gruppe. Wenn man diesen Film anschaut und ihn mit der Alltagswirklichkeit der allermeisten Schweine vergleicht, dann kann man sich vorstellen, wie fürchterlich es für eine

Sau sein muss, ihre Ferkel in den eigenen Exkrementen bekommen zu müssen. Im Verlauf des Films wird auch die Realität gezeigt: Schweine in der Massentierhaltung am Beispiel Österreichs. Ich steige vorzeitig aus dem Film aus und kann ihn mir nicht bis zum Ende anschauen, als ich sehe, wie eine Schweinemutter versucht, mit ihrem Fuß am Gitter vorbeizugelangen, um ihre Ferkel zu berühren. Immer wieder tritt sie gegen die Absperrung. Dahinter liegen ihre Ferkel. So getrennt von der Mutter sterben viele von ihnen.

Stellen Sie sich das mal vor: Sie sind eingesperrt, zum Teil sogar so liegend angebunden, dass Sie nicht aufstehen können, und Sie können nicht zu Ihrem sterbenden Kind gelangen. Das Wort „Alptraum" finde ich nicht ausreichend, um dieses Bild zu beschreiben.

Leider hilft es mir gerade gar nicht, dass ich Fleisch vom Schwein in meinem Leben wenig und seit über einem Jahr definitiv nicht gegessen habe. Wenn ich das sehe, blutet mir einfach nur das Mutterherz.

Sabine Weick von PETA...
in meiner Sendung

Umso mehr freue ich mich, am nächsten Tag die Ernährungswissenschaftlerin Sabine Weick von der Tierrechtsorganisation „People for the Ethical Treatment of Animals" (PETA) kennenzulernen. Eine Frau, die sich mit ihrer Arbeit täglich dafür einsetzt, dass solche Tierqualen irgendwann aufhören.

Sabine Weick ist zu Gast in der Fernsehsendung, die ich moderiere. Die „heimatZEIT" ist ein Serviceformat, und als Redaktionsleiterin habe ich zunächst einmal freie Hand, was die Auswahl der Gäste angeht. Solange es die Vielfalt nicht beeinträchtigt, kann ich also Menschen einladen zu Themen, die mich persönlich besonders interessieren. Und eines davon ist nun mal die vegane Ernährung. Eine sehr kompetente, eloquente und gut aussehende Interviewpartnerin begrüßt mich

fröhlich. Sie hält am Nachmittag in Bremen einen Vortrag über vegane Ernährung für Jugendliche und kann diesen Termin bei mir am Vormittag gut einbauen. Erfreut ist sie darüber, dass ich auch für die TV-Maske inzwischen zu tierversuchsfreier Kosmetik übergegangen bin – so kann sie sich also auch „PETA-gerecht" schminken lassen.

Im Vorgespräch zur Sendung habe ich ihr erklärt, dass ich davon ausgehe, dass die meisten Zuschauer mit dem Begriff „vegan" nicht viel anfangen können und wir deshalb die Grundfragen klären sollten. Sie ist einverstanden.

Uns ist beiden klar, dass wir in acht Minuten nicht alle Informationen zum Thema unterbringen können. Aber den Anspruch auf Vollständigkeit habe ich bei der Kürze der Zeit auch gar nicht. Mir geht es darum, den Zuschauern überhaupt einmal die verschiedenen Zusammenhänge aufzuzeigen: wie massiv beispielsweise die Massentierhaltung zum Klimawandel oder zum Welthunger beiträgt, vor allem aber, was es für die Tiere bedeutet. Darüber spreche ich mit Sabine Weick „on air", und wir führen ein sehr informatives und nettes Interview.

Kurz nach der Sendung unterhalten wir uns – da unterscheiden wir uns nicht von anderen Frauen – über Schuhe. Lederschuhe. Mit dem Kauf von Leder trage ich ja auch zum Geschäft der Intensivhaltung und der Schlachthäuser bei, weil die Tierhäute das wirtschaftlich wichtigste Nebenprodukt der Fleischindustrie sind. Das heißt, ich werde in Zukunft auch keine Lederprodukte mehr kaufen, aber ich finde es jetzt auch irgendwie unsinnig, die Lederschuhe, die ich schon im Schrank stehen habe, wegzuwerfen.

Sabine kennt diese Problematik. Wenn man Lederschuhe trägt, auch wenn es ein zehn Jahre altes Paar ist, sehen das die Menschen und können es falsch auffassen. Für sie als PETA-Repräsentantin komme das deshalb nicht in Frage. Sie sagt, dass man zwar die vergangenen Schuhkäufe nicht mehr ändern könne, dass aber jeder, der vegan leben möchte, bei jedem zukünftigen Kauf auf vegane Produkte achten solle. Dabei hilft vor allem das Logo der Vegan Society weiter, eine grüne

Sonnenblume. Eines ist klar: Wenn auch kein Tier für sie sterben musste, so hatten Sabine Weicks Schuhe dennoch was mit dem Tod zu tun – sie waren wirklich todschick!

Vegan, nicht vegetarisch

Dadurch, dass ich mit Sabine Weick noch etwas länger rede, wird mir selbst noch einmal klar, warum es mir nicht ausreicht, nur kein Fleisch und keinen Fisch mehr zu essen. Mich lassen all die Einzelheiten über die Situation der Tiere traurig und auch wütend, aber auch mental wieder ein Stück veganer zurück:

Wenn wir Eier essen, egal aus welcher Haltung, nehmen wir in Kauf, dass männliche Küken getötet werden. Das liegt daran, dass die Tierzüchter inzwischen Legehennen und Masthühner züchten, um ihre Produktion zu perfektionieren. Die Legehennen sind so richtig schön produktiv beim Eierlegen und müssen ja sonst nichts können, und die männlichen und weiblichen Masthühner müssen einfach nur möglichst schnell schön fett werden. Die männlichen Küken, die bei den Legehennen leider noch anfallen und dummerweise weder Eier legen noch eine rentable Brustmuskulatur vorweisen können, werden dann eben gleich um die Ecke gebracht. Nach dem Schlüpfen wird am Fließband geschaut, ob sie männlich oder weiblich sind, und dann werden sie vergast oder geschreddert – die Guten ins Töpfchen und die Schlechten ins Kröpfchen. Zu diesem Küken-„Sexen" findet sich im Internet auch ein Filmbeitrag aus der ZDF Sendung „37 Grad". Ich habe ihn nach dem Aussortieren der männlichen Küken ausgeschaltet und lieber beschlossen, keine Eier mehr zu essen.

Die einzige Frage, die ich mir hier nämlich noch stelle, ist die, ob es für mich grauenhafter wäre, als ein gerade einmal einen Tag altes Baby getötet zu werden, weil ich männlich bin, oder ob es mein Glück wäre, weil meine weiblichen Artgenossinnen in ihrem kurzen Leben

unnatürlich viele Eier legen müssen und auf viel zu engem Raum eingepfercht werden. Was die Größe des Raumes für Legehennen angeht, wurden wir Verbraucher nämlich leider getäuscht. Legebatterien wurden zwar abgeschafft, damit aber nicht die Käfighaltung. Denn stattdessen dürfen die Hühner jetzt in der sogenannten Kleingruppenhaltung zusammenleben. Das bedeutet für sie, dass ihnen zum Leben nicht nur eine Fläche von der Größe eines DIN-A4-Blatts zur Verfügung steht, sondern ein halbes DIN-A4-Blatt mehr. Absurd.

Das Schlimmste ist, dass wir jetzt mit tendenziell gutem Gewissen Eier aus Boden-, Freiland- oder ökologischer Haltung kaufen, obwohl es den Hühnern nicht besser geht als zuvor.

Gruselig ist übrigens auch, dass Hühnern ihre sehr empfindlichen Schnabelspitzen abgeschnitten werden, damit sie sich nicht gegenseitig verletzen, was sie wiederum nur tun, weil sie in unnatürlich großer Anzahl zusammenleben und so keine natürliche Hackordnung mehr herstellen können.

Ganz klar weiß man wohl nur, ob die Eier von „glücklichen" Hühnern kommen, wenn man sie selbst hält oder jemandem vertraut, der welche hat. Oder aber man verabschiedet sich von diesem ganzen Eiertanz und lässt die Eier eben weg.

Weiter geht die wilde Fahrt der Wahrheiten, von denen man am liebsten nichts wüsste: Wenn wir Milch trinken und Milchprodukte essen, dann sind wir mit dafür verantwortlich, dass es auch im Leben einer Kuh vor allem um die Rentabilität der Tiere geht und nicht um ihr Wohlbefinden. Die Kühe sollen möglichst oft schwanger sein und werden dazu regelmäßig künstlich vom Tierarzt „besamt", um Kälbchen zu produzieren – äh zu gebären –, die ihnen dann meist sofort, nach ein paar Tagen oder maximal nach drei Wochen abgenommen werden. In dem Zusammenhang erzähle ich Sabine von einem Biobauern, der meines Erachtens sehr um seine Tiere bemüht war und mir dennoch erklärte: „Nach drei Wochen schreien die Kühe so lange nach

dem Kalb, dass wir sie lieber gleich nach der Geburt trennen. Dann geht das Schreien schneller vorbei." Schwere Entscheidung. Könnte daran liegen, dass es keinen richtigen Zeitpunkt für Grausamkeit gibt!

Auch bei Tieren gibt es das „Bonding". Diese emotionale Bindung zwischen Mutter und Säugling wird durch das Zusammensein und das Stillen entwickelt. Versetzen wir uns kurz in die Lage der Mutter. Damit wir nicht so herzerweichend weinen, wenn uns unser Baby nach drei Wochen genommen wird, ist es doch nicht die Lösung, es uns sofort wegzunehmen, mit dem Argument, dass wir uns ja immerhin noch nicht so an unser Baby gewöhnt haben. Der Fehler im rechten Bild ist hier noch offensichtlicher zu finden als in der dusseligsten Call-in-Sendung im deutschen Fernsehen.

Aber der Milchkuhalltag geht noch weiter: Auch diese Tiere stehen so eng, dass sie sich nicht mal umdrehen können. Das ständige Melken der viel zu großen Euter führt zu Euterentzündungen. Jede Frau, die schon mal eine Brustentzündung hatte, weiß, wie schmerzhaft das sein kann. Aber als stillende Mutter können wir uns beim Aushalten des Schmerzes wenigstens mit dem zufriedenen Schlucken unseres Säuglings trösten. Der Säugling der Kuh hingegen bekommt seine Milch höchstens aus dem Eimer und wächst in einer ebenfalls viel zu kleinen Box heran, um als Männchen in ein paar Wochen zu Kalbfleisch verarbeitet zu werden oder aber um als Weibchen ebenfalls als Milchkuh zu vegetieren.

Entzündete, prall gefüllte Euter, Wunden an allen möglichen Körperstellen, verletzte Beine und auf ihrem eigen Mist ausrutschende Kühe – dieses Paket gibt es ebenfalls in Filmform zu sehen: Die Aufnahmen vom „Alltag der Milchkühe" sind von Animal Rights Watch in verschiedenen Kuhställen gedreht und zusammengestellt worden.

Sind die Kühe nach etwa fünf bis zehn Jahren Milch- und Kälberproduktion nicht mehr so produktiv, so steht auch ihnen die Fahrt ins Schlachthaus bevor. Ausgemolken – auf Wiedersehen! Die bis dahin

etwa fünf geborenen Kälbchen werden auch nicht alle aufgezogen, um bis an ihr Lebensende glücklich und zufrieden zu leben, auch auf sie wartet der Schlachter.

Als vegetarische Käseliebhaberin habe ich lieber nicht darüber nachgedacht, dass am Käse nicht nur die gequälte Kuh hängt, sondern auch noch das Kalbslab, ein Enzym, das die Milch zum Gerinnen bringt. Das Lab stammt aus dem Magen des toten Kalbes und ist auf der Zutatenliste vieler Käse zu finden. Auch Vegetarier müssen sich also eingestehen, dass Tiere für ihr Essen sterben.

Und dann ist da ja noch die Enthornung von Rindern. In den ersten sechs Wochen ist sie ohne jegliche Betäubung zulässig und das, obwohl in den Hörnern Nerven verlaufen. Die Tierschutzbestimmung lässt leider dieses Schlupfloch, wenn der „Eingriff im Einzelfall für die vorgesehene Nutzung des Tieres zu dessen Schutz oder zum Schutz anderer Tiere unerläßlich ist". Damit kann theoretisch jeder Bauer rechtfertigen, dass die Enthornung sein muss, weil die Kühe sich sonst gegenseitig verletzen. Er muss es hinterher der zuständigen Behörde nur „glaubhaft darlegen". Dabei verletzen die Tiere sich ja nur gegenseitig, weil sie nicht genügend Platz haben, um sich aus dem Weg zu gehen. Wie wäre es mit mehr Auslauf statt des schmerzhaften Eingriffs? Sabine erzählt mir in dem Zusammenhang auch noch von den Internetseiten der Agrarbedarfsanbieter. Wie Shops zur Einrichtung von Frankensteins Labor wirken sie. Das ideale Gerät zur Kastration von Schweinen ist dort ebenso zu finden wie das zum Enthornen der Kälber. Das „Institut für Tierzucht der Bayerischen Landesanstalt für Landwirtschaft" schreibt dazu: „Wenn die Enthornung sachgerecht durchgeführt wird, ist wohl davon auszugehen, dass die Belastungsgrenzen des Tieres nicht überschritten werden. Dennoch ist zu berücksichtigen, dass die betäubungslose Enthornung als einer der schmerzhaftesten Eingriffe bei landwirtschaftlichen Nutztieren gilt." Ich frage mich, was die Verfasser dieser Aussage über

die Belastungsgrenze wissen. Sind sie womöglich schon mal selbst enthornt worden? Früher glaubten Mediziner ja auch, dass menschliche
Säuglinge keine Schmerzen empfinden. Ihnen wurden Mandeln
entfernt und sie wurden sogar am Herzen operiert, ohne Narkose.
Dass wir unseren Babys das einmal antun konnten – darüber schütteln
wir heute alle den Kopf. Ich frage mich, wann wir alle den Kopf darüber
schütteln, dass wir das den Babys der Tiere antun: kleine Ferkel ohne
Narkose kastrieren, Kälbchen enthornen und Küken vergasen.

Für mich jedenfalls ist das, was ich von Sabine noch einmal in aller
Deutlichkeit bestätigt bekomme, Grund genug, nicht nur vegetarisch
zu leben, sondern vegan.

Richard ist jetzt Veganer

Eigentlich wollte ich heute Ofenkartoffeln mit veganem Kräuterquark
machen, aber leider hat Stephan Sojajoghurt mit Vanille statt natur
gekauft. Ist mir auch schon passiert, das Vanillesymbol ist auf der
Packung auch wirklich kaum zu erkennen. Also mache ich normalen
Kräuterquark für meine Liebsten und esse selbst den Restsalat des
Vorabends zur Kartoffel. Richard beschwert sich, weil es nicht vegan
ist, er hat nämlich beschlossen, jetzt Veganer zu sein. Ich glaube, er
beschwert sich aber vor allem, weil es ihm nicht schmeckt. Also isst
er stattdessen ein Vollkornknäckebrot mit Margarine und Kräutersalz.
Der Nachtisch wiederum schmeckt allen und so gewinnt die Bagage
doch noch Vertrauen in den Thermomix, mit dem man nämlich auch
Eis machen kann.

Ich habe plötzlich richtig Lust, Rezepte auszuprobieren, und so backe
ich für den Nachmittag noch einen Apfelkuchen aus Attila Hildmanns
„Vegan Kochbuch Vol. 1", der uns auch ohne die vorgeschlagene
Sojasahne und das Sojaeis sehr gut schmeckt – vielleicht sogar gerade

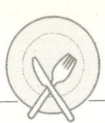

deswegen? Über das Aussehen kann man allerdings streiten, wobei das wahrscheinlich nicht an den Zutaten, sondern an meiner Zubereitung liegt. Stephan probiert dann passend zum veganen Kuchen das erste Mal Sojamilch im Kaffee und sagt, man könne sich dran gewöhnen – wow! Reismilch hingegen geht für ihn gar nicht: „Sieht aus wie Sperma." Da ist was dran, das muss ich zugeben, aber Milchreis zum Beispiel kann man damit wirklich gut kochen.

Ich nehme Sojamilch heute zum ersten Mal zum Tee und bin verblüfft, weil ich ihren leicht süßlichen Geschmack ganz einfach nicht mehr herausschmecke. Ist denn wirklich alles nur eine Frage der Gewöhnung? Kann man 38 Jahre so schnell abstreifen, in acht Wochen? Zumindest die Geschmacksnerven können es. Da fällt mir die Essenslebensweisheit meines Vaters ein: „Man muss an alles mit Appetit rangehen." Auch wenn er mich damit eher von meinem „Alles muss bio sein"-Trip runterholen will, beweist sich dieser Gedanke auch hier. Ich will, dass mir Sojamilch im Tee schmeckt, also schmeckt sie mir folglich eher, als wenn ich schon mit einem Widerwillen an das Getränk rangehe. Auch beim nächsten Bauernfrühstück bleibt Richard konsequent vegan und isst sein Bauernfrühstück ohne Ei und ohne mit der Wimper zu zucken. Da beim Mattukat'schen Bauernfrühstück auch der Speck entfällt, könnte man auch einfach „Bratkartoffeln" zu dem Gericht sagen …

Vegane Kinderausreden

Am nächsten Tag schwärmt Richard von seiner neuen Ernährungsform: „Mami, vegan sein ist so toll. Ich esse jetzt nicht mal mehr diese leckeren Erdbeerriegel." Und er fragt seine Schwester, wer denn nun veganer sei, er oder sie. Nach einem wunderschönen Tagesausflug mit dem Fahrrad versucht er seinen neuen Veganismus am Abend – als

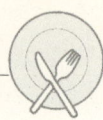

es ans Duschen geht – für seinen Duschunwillen zu nutzen. Vegan duschen bedeute, ohne Wasser zu duschen. Wir lachen alle sehr lange darüber.

Vegane Süßigkeiten-Party

Inzwischen ist das Paket von „alles-vegetarisch.de" angekommen. Da ich ja vor allem Süßigkeiten bestellt habe, feiern die Kinder und ich am Nachmittag eine vegane Süßigkeiten-Party. Wir probieren ein paar Sachen, die uns alle sehr gut schmecken, auch wenn ich einiges als sehr süß empfinde. Die Sachen sind zwar nicht gerade billig (eine Packung mit 175 g „Bohlsener Mühle Cooki mit Zartbitterschokolade" kostet 2,99 € und eine 100-g-Tafel „Vantastic Foods SCHAKALODE Ganze Nuss" sogar 3,49 €), aber zu viel Süßes ist ja eh nicht gesund, und bei dem Preis isst man dann vielleicht nicht gleich eine ganze Tafel. Ich bin jedenfalls beruhigt: Auf Schokokekse muss ich nicht in Gänze verzichten. Zum Abendessen brate ich uns dann aus dem Paket noch ein Fertigprodukt: ein Sojaschnitzel. Ich finde es so lala, und den Kindern ist es viel zu würzig. Sie knabbern lieber einen Maiskolben.

Mütter nähren ihre Kinder

Am nächsten Tag möchte Richard das Schnitzel doch noch mal probieren, aber es ist auch heute wirklich nicht besonders lecker. Es gibt Kohlrabi und Kartoffeln, und ich koche für Emilia eine Butter-Sahne-Mehlschwitze dazu, ihre Lieblingssauce. Für Richard und mich mache ich sie mit Margarine und Hafersahne. Auch den Milchreis zum Nachtisch mache ich für sie nach wie vor mit Kuhmilch und für Richard und mich mit Reismilch. Ich frage mich, warum ich das tue. Warum koche ich ihr eine Extrawurst? Ich merke, dass ich doch noch sehr unsicher

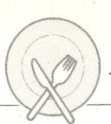

bin. Was würde passieren, wenn ich sie ihr nicht kochte? Welche Angst steckt bei mir dahinter – etwa die Angst, dass sie verhungern könnte? Wohl nicht wirklich. Ich weiß nur so viel: ich möchte, dass ihr mein Essen schmeckt. Wahrscheinlich teile ich diesen Wunsch mit vielen anderen Müttern. Liegt es vielleicht daran, dass die Aufgabe einer Mutter das Sättigen des Kindes ist? Dass wir unsere Kinder stillen und nähren, bis sie sich selbst versorgen können? Diese Aufgabe teilen wir seit sehr langer Zeit mit allen anderen Säugetiermüttern. Dieses Urbedürfnis steckt doch sicherlich noch in uns, auch wenn diese Aufgabe heute theoretisch gleich jemand anders nach der Geburt übernehmen könnte. Nähren-Können ist in mir eng mit dem Nähren-Wollen verknüpft. Nähren-Können bringt auch ein wundervolles Selbstverständnis mit sich. In der Stillzeit fand ich es unglaublich beruhigend, das Wesentliche für mein Kind dabeizuhaben. Im Aufzug zum Beispiel habe ich mir einmal ausgemalt, wie es wäre, nun mit diesem Wesen, das bald Hunger bekommt, stecken zu bleiben, oder aber dass wir problemlos eine Autopanne haben können, ohne dass es Hunger leiden muss.

Dieses Gefühl war sehr schön und sehr, sehr beruhigend. Ist es dann nicht verständlich, dass wir Mütter einen zurückgewiesenen Teller – selbst wenn es nur unbewusst geschieht – auf irgendeine Art persönlich nehmen? Meine Erklärung dafür lautet: Unser Unterbewusstsein empfindet den Teller als Verlängerung der Brust.

Kochduell – die Ausnahme

Drei Ehepaare, Stephan und ich treffen uns alle paar Monate an einem Abend, um gemeinsam zu kochen. Jedes Paar ist für einen Gang des Menüs zuständig und am Ende wird abgestimmt, welcher Gang der beste war. Beim letzten Kochevent haben wir gewonnen und sind deshalb heute die Gastgeber der nächsten Runde. Ich bin froh, dass

wir das Hauptgericht stellen, da ich mich noch nicht als Veganerin ge-
outet habe. Stephan kocht wieder mal etwas sensationell Asiatisches,
was in der vegetarischen Version ohnehin vegan ist: scharfer Tofu mit
Frühlingszwiebeln. Auch bei der Vorspeise habe ich Glück. Es gibt
türkische Rollos – völlig tierfrei. Nur die Nachspeise hat eindeutig
Sahne mit drin, und zwar nicht zu knapp. Zu diesem Zeitpunkt bin ich
aber ganz einfach noch nicht so weit, zum Veganen zu stehen, und
beschließe, lieber eine Ausnahme zu machen.

Wenigstens hat sie sich geschmacklich sehr gelohnt, und der Nachtisch bekommt nicht nur von mir die volle Punktzahl. Ein ungutes Gefühl
beschleicht mich einzig, als einer in der Runde sich über Veganismus
lustig macht und etwas in der Art wie „Na, Hauptsache, du bist nicht
vegan" zu mir sagt. Ich grinse – wahrscheinlich ein ziemlich unechtes
Lächeln. Auch hier steckt eine Angst dahinter: Wenn ich zu dem stehe,
was ich meine, werde ich vielleicht zurückgewiesen.

Einen kleinen Ausgleich für mein Seelenleben bringt die Auswahl des
Preises, den sich jeweils die Ausrichter des „Kochduells" überlegen. Ich
wähle zwei vegetarische Kochbücher aus meinem Regal und schlage
damit zwei Fliegen mit einer Klappe: 1. Ich koche daraus ohnehin nicht
mehr und schaffe Platz für vegane Kochbücher. 2. Für überzeugte
Fleischesser bieten die Bücher vielleicht Anregungen, um ab und an
vegetarisch – und damit wenigstens etwas tierfreier – zu kochen.

Was Lasagne und Ferrero gemeinsam haben

Gerade habe ich eine Lasagne gekocht: die Sauce mit Sojaschnet-
zeln. Besser hätte ich einfach nur eine Tomatengemüsesauce gemacht.
Es schmeckt einfach nach Soja, und ich finde, Lasagne soll nicht nach
Soja schmecken. Deshalb habe ich mich auch nicht ans Rezept gehalten und die Béchamelsauce statt mit Sojasahne mit Hafersahne gemacht. Die schmeckte dann aber so süß, dass ich den gesamten

Topfinhalt weggeworfen und es noch mal mit Sojasahne versucht habe. Nun ist die Lasagne im Ofen, und ich bin gerade gar nicht zuversichtlich, was die Reaktion der Kinder angeht. Um ehrlich zu sein, habe ich in diesem Moment große Lust, das vegane Handtuch zu werfen. Gerade meine Lasagne hat vegetarisch immer so besonders gut geschmeckt – das Hackfleisch hat niemand vermisst, aufgrund meines Béchamel-Geheimnisses: Den Parmesan habe ich nicht über die Lasagne gerieben, sondern in die weiße Sauce hinein, so schmeckte sie granatenmäßig. Außerdem habe ich oben drauf nicht Parmesan gestreut, sondern Mozzarella. Diese Version schmeckte köstlich – uns allen! Ich spüre einen richtigen Kloß im Hals. Wenn ich mir die langen Gesichter meiner Kinder gleich vorstelle und sie das Essen wieder mal nicht mögen und ich ihnen dann als Alternative ein Knäckebrot mit Margarine mache, fühle ich mich einfach schlecht. Schließlich bin ich verantwortlich dafür, dass sie gesund, abwechslungsreich und mit Freude essen. Manchmal wünsche ich mir, nichts von all dem Leid zu wissen, oder aber ich wünsche mir, es einfach ignorieren zu können. Beim Weihnachtseinkauf hatte ich ein vergleichbares Erlebnis: Ich kaufte ausnahmsweise nicht in meinem Lieblings-Biosupermarkt ein, wo ich insgesamt mit weniger politisch unkorrekten Produkten konfrontiert werde, sondern bei „REWE". Dort kämpfte ich mit einer Packung „Ferrero die Besten": Rein in den Wagen. – „Nein, denk daran, dass Ferrero nicht Fairtrade ist, außerdem denk an all die TV-Werbung für Kinder, über die du dich ärgerst, und denk daran, dass du nicht weißt, woher die Eier stammen, die Ferrero für seine Produkte nimmt." – Raus aus dem Wagen. – „Aber mein Vater liebt Ferrero, und die gehören auf unseren Weinachtsteller wie die Kugeln an den Baum." – Rein in den Wagen. Ich war hin- und hergerissen. In dem Moment habe ich mir ehrlich gewünscht, ebenso unbewusst einkaufen zu können wie all die anderen Menschen um mich herum. Die machten sich offensichtlich überhaupt keine Gedanken um Kinder, Tiere oder die Umwelt. Die rote Pille der Erkenntnis tat mir richtig weh.

Keanu Reaves hat als Held im Film „Matrix" auch die Wahl zwischen zwei Pillen: mit der einen, der roten, erkennt er die Wahrheit, mit der anderen kehrt er in die „glückliche" Scheinwelt zurück. Er entscheidet sich für die rote und kämpft fortan gegen das Böse. Wenn ich ganz ehrlich bin, sind es natürlich nur kurze Momente, in denen ich mich in die Unbewusstheit zurücksehne. So also auch heute beim Kochen der Lasagne in Erwartung der langen Gesichter. Und was passiert? Keanu Reaves wird mit außergewöhnlichen Superkräften belohnt. Und ich? Mit dem Lob meiner Kinder. Unverhofft kommt oft. „Mmh, Mami, kannst du die Lasagne jetzt immer so machen?", war ihre Reaktion. Ich bin ehrlich überrascht. (Das Rezept für die Lasagne finden Sie übrigens auch am Ende des Buches.) „Vielen Dank", sage ich mir da, „liebe Jumana, fürs Durchhalten und Festhalten an deinen Werten!" Und übrigens habe ich an Weihnachten vegane Rumkugeln gezaubert, die alle umgehauen haben. Ciao, Giovanni Ferrero!

Überfluss und Wertschätzung

„Ich habe euch erst mal nur eine kleine Portion gemacht. Wenn ihr es mögt, dann könnt ihr gerne mehr haben." Mit dieser Ansage serviere ich Emilia, Richard und dem Besuchskind am Nachmittag je eine kleine Schale mit Müsli, Obst und Sojajoghurt. Stichwort „Überfluss": Ich kann es überhaupt nicht mehr gut ertragen, wenn wir Lebensmittel wegwerfen, schon gar nicht wenn es ein tierisches Produkt ist.

21 % der gekauften Lebensmittel in Deutschland werden weggeworfen. Pro Kopf sind das im Jahr 80 kg. Das besagt eine neue Studie der „Save Food Initiative" des Unternehmens „Cofresco". 11 % Fleisch und Fisch sowie 11 % der Milchprodukte landen ebenfalls jedes Jahr im Müll. Die Tierrechtsorganisation PETA hat dies nun auf Tiere umgerechnet und ist dabei zu einem heftigen Ergebnis gekommen:

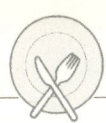

Im Laufe seines Lebens wirft jeder Bundesbürger etwa 800 Tiere weg: 201 Hühner, 14 Schweine, 8 Perlhühner, 8 Enten und Gänse, 6 Hasen, 1 Rind, 1 Schaf, 276 Fische und 292 weitere Meerestiere. Hinzu kommen dann natürlich noch zahllose Küken, die für die Eierproduktion ihr Leben lassen müssen, und Kälber, die für die Milchproduktion sterben. Der Fleischverzehr von Kindern unter sechs Jahren ist dabei nicht mal erfasst. Ziemlich erschreckend, wie ich finde.

Bisher hatte für mich ein gutes Essen immer auch etwas mit einem üppig gedeckten Tisch zu tun. Die Käse- und Wurstauswahl am Samstagabend musste den eigentlichen Appetit bei Weitem übertreffen. Sonst war sie nicht wirklich prächtig. Dass wir gegen Mitte der folgenden Woche die Hälfte weggeworfen haben, tja, das war normal. Durch meinen Bewusstwerdungs-Prozess versetzt es mir inzwischen regelrecht einen Stich, wenn ich Milch wegschütte, die ja ohnehin für ein kleines Kälbchen gedacht war, das keinen Tropfen davon abbekommen hat. Auch zwei Eier im Glas am Sonntag müssen nicht wirklich sein. Wenn wir schon ein Ei essen, dann sollten wir es mit der entsprechenden Wertschätzung tun. Und nach einem Ei noch Lust auf ein weiteres zu haben, ist sicherlich auch für die Kinder eine andere Erfahrung, als das zweite nicht mal richtig aufessen zu können, oder? Dahinter steht doch viel mehr die Haltung: „Danke schön, liebes Huhn, dass ich das Ei von dir essen darf."

Passend dazu habe ich bemerkt, dass ich vegan essend schneller satt werde als früher. Oder war ich vielleicht früher ebenso schnell satt, bin aber darüber hinweggegangen und habe weitergegessen – wegen meines fehlenden Bewusstseins? Vorstellbar ist das. Meine Generation hat Eltern, die zumindest noch Nachkriegserfahrungen gemacht haben. Für sie war es nicht immer selbstverständlich, satt zu werden. Daher waren sie sicherlich umso glücklicher darüber, ihren Kindern, also uns, volle Teller servieren zu können. Und wir, die wir keinen

Hunger kennen, stehen nun vor dem Luxusproblem: Wie gehe ich mit diesem Überangebot um? Was will ich in diesem Punkt meinen Kindern vermitteln? Natürlich ist es Quatsch, aus einer künstlichen Haltung heraus zu agieren nach dem Motto: „Die Kinder müssen jetzt mal erfahren, was es heißt, hungrig zu sein." Ich habe mich früher schon einmal bei diesem Gedanken erwischt und überlegt, wie ich das mit meiner Erziehung steuern kann. Dabei habe ich mich höchstwahrscheinlich lieber über die „verwöhnten Gören" geärgert statt über mich, die ich im selben Moment den etwas trocken gewordenen Käse weggeworfen habe.

Jetzt aber kommen mein neues Verhalten und meine Aussagen aus meiner innersten Überzeugung heraus und sind somit mein wirklicher, echter Wert. Wenn Kinder etwas können, dann ist es, eine wahre, authentische Gesinnung von einer konstruierten „Man muss"-Haltung zu unterscheiden. Entsprechend hatte es früher heftigen Protest gegeben, wenn ich mal wieder versucht habe, an meinen Kindern herumzuerziehen. Meine jetzigen Beweggründe aber scheinen viel mehr Eindruck zu machen. Natürlich schenken sie sich immer mal wieder zu viel ein oder überschätzen ihren Hunger und lassen Essen liegen, aber ich habe das Gefühl, dass sie es immer öfter selbst bemerken. Da zeigt sich mal wieder: Wir können unsere Kinder nur zu einem anderen Verhalten bewegen, wenn wir es selbst vorleben. Zur Wertschätzung des Essens gehört meiner Meinung nach auch ein gemeinsames Ritual, bevor man zu essen beginnt. Seit Kurzem haben wir dazu ein kleines Liedchen übernommen, das in Waldorfkindergärten gerne vor dem Essen gesungen wird, den „Spruch vor Tisch" von Christian Morgenstern. Für mich ist das die schönste Art eines Tischgebets:

„Erde, die uns dies gebracht. Sonne, die es reif gemacht.
Liebe Sonne, liebe Erde, Euer nie vergessen werde."

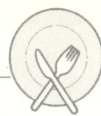

Diese Zeilen bewusst zu singen, sich dabei an den Händen zu fassen und in die Augen zu schauen, bringt schon so eine Freude und Gemeinschaft mit sich. In diesem Sinne: Gesegnete Mahlzeit!

Dass es so etwas Schönes gibt auf der Welt Teil 2: Knoblauch

Wie schön, dass auch Knoblauch vegan ist. Wie könnte ich darauf verzichten? Er ist bei mir in fast jedem Essen. Knoblauch ist nicht nur lecker, sondern auch sehr gesund. Ich lese in meinem „Kursbuch Gesunde Ernährung" nach, dass „Knoblauch abwehrstärkend, keimtötend, also desinfizierend, krampflösend, vor allem aber blutverdünnend wirkt: Er verbessert die Durchblutung der Herzkranzgefäße. Bei Testreihen hat er den Cholesterinwert um zehn Prozent gesenkt." Danke schön, lieber Knoblauch, dass es dich gibt!

Analogkäse?

Inzwischen koche ich nicht mehr unterschiedliche Varianten eines Gerichtes, sondern nur noch die vegane Version: Reibekuchen machte Stephan schon immer ohne Ei, das kann ich auch; Tomatensauce geht auch wunderbar ohne Sahne, und wenn im Müsli mit Sojajoghurt genug Fruchtsauce drin ist, geht auch das bei den Kindern ohne Beanstandung durch. Heute versuche ich Pizza mal in veganer Variante. Dummerweise ist auch gerade die Kindertomatensauce aus, die ich normalerweise als Tomatenbelag nehme. Stattdessen muss „Passata di Pomodoro" reichen. Schlechte Voraussetzung. Eigennotiz für die Zukunft: Nicht zwei Dinge auf einmal austauschen! Seit der Internetbestellung liegt noch veganer Mozzarella im Kühlschrank. Die

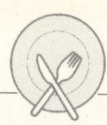

Konsistenz ist nicht sehr vertrauenerweckend, und ich finde es auch nicht besonders appetitlich, die Pizza damit zu belegen, aber vielleicht schmeckt´s ja, wenn sie erst mal gebacken ist … die Hoffnung stirbt ja bekanntlich zuletzt. Leider war das erste Gefühl – wie so oft – das richtige: Der Käseersatz schmeckt wie zu salziger Schafskäse. Meine Güte, früher habe ich mich über den Analogkäseskandal aufgeregt, und jetzt belege ich meine Pizza damit freiwillig? Irgendetwas stimmt doch hier nicht. Dieses sorgfältig hergestellte Bioprodukt ohne künstliche Farbstoffe ist zwar nicht dasselbe wie der Versuch, Käse möglichst billig durch Pflanzenfett zu ersetzen und ihn dabei den Leuten gleichzeitig als echten Käse unterzujubeln, aber er schmeckt mir trotzdem nicht.

Auch dem geriebenen Käseersatz haftet für mich etwas Künstliches an. Ich werde mir in Zukunft wieder gebratene Auberginenscheiben auf die Pizza legen und den Kindern vielleicht Mais und nur ein wenig Mozzarella. Von Mariana bekomme ich noch den Tipp, „Crema di carciofi", also Artischockencreme, statt Käse auf die Pizza zu streichen. Das werde ich auch noch testen. (In der Rezeptesammlung findet sich ein selbst hergestellter Käseersatz für Pizza, den ich erst später kennengelernt habe.)

In Gemeinschaft isst es sich schöner

Emilia und Richard haben je ein Kind zum Mittagessen zu Besuch, und was soll ich sagen – ich bin froh, dass ich eine Riesenportion Kartoffeln, Mais und Dinkelgrünkern-Bratlinge gemacht habe, denn die vier futtern, was das Zeug hält. Und das, obwohl der Ketchup, den es zu den Bratlingen dazu gibt, sogar ohne Zucker ist. Nachmittags geht das wilde Futtern gleich weiter mit Riesenmengen von Haferflocken mit Banane und Soja-Vanille-Drink. Vielleicht liegt es ja wirklich daran, dass es sich in Gemeinschaft schöner isst. Mir gefällt es jedenfalls zu sehen, mit welcher Freude die Kinder sich über das ziemlich gesunde Essen hermachen.

Vegan-Verhinderer

Heute dann mal wieder so ein halbveganes Mittagessen. Das Spiegelei für die Kinder gehört doch bei Kartoffeln und Mais dazu, oder? Aus alter Tradition quasi. Alles Ausreden. Ich müsste einfach neue Sachen ausprobieren. Irgendwie schaffe ich es aber während der Woche nicht, mir die Zeit zu nehmen, die man dazu benötigt. Zum einen braucht es Zeit, um die neuen Kochbücher oder das Internet nach guten Rezepten zu durchsuchen. Das kann bei dem, was meine Kinder alles nicht mögen, durchaus lange dauern. Dann brauche ich Zeit, um zu schauen, was wir davon schon in unserem Vorrat haben, und dann benötige ich noch mal Zeit, um einen Einkaufszettel zu schreiben. Irgendwie merke ich, dass nur der kleinste Gegenwind (wird es dieses Gewürz überhaupt im Biosupermarkt geben?) mich entmutigt. Stattdessen brate ich das Spiegelei, wünsche mir ein veganes Kochbuch für Kinder herbei und setze mich nach dem Essen erst mal an den Computer, um zu sehen, was meine vielen Freunde bei Facebook so machen. Dass dabei mindestens die Zeit draufgeht, die ich für das Planen des Essens gebraucht hätte, tja, den Gedanken verdränge ich lieber schnell, beantworte ein paar fürchterlich dringende Mails und schau mal, was „Zalando" mir wieder für tolle, extra auf mich zugeschnittene Angebote schickt. Was wissen die schon von dem, was ich wirklich brauche? Vegane Schuhe brauche ich, nicht die schicken Lederschühchen. Und siehe da, heute entdecke ich endlich mal echt schöne vegane Exemplare. Auf „avesu.de" gibt es sogar fair gehandelte. Außerdem sehe ich, dass „nicht Leder" nicht automatisch Plastik heißen muss: Schuhe können auch aus Leinen, Hanf, Baumwolle oder hochwertigen atmungsaktiven Mikrofasern hergestellt werden.

Die Shops, die ich bisher besucht habe, haben mich nicht so überzeugt. Okay, also wenn meine Schuhe auseinanderkrachen, dann weiß ich jetzt, wo ich schöne bestellen kann. Da hat meine Flucht ins Netz ja doch noch etwas außer Suchtbefriedigung gebracht.

Conni wird vegan

Kennen Sie die kleinen „Pixi"-Geschichten über Conni? Emilia mag sie ganz gerne, ich nicht besonders. Bei Conni ist immer alles total easy. Conni macht Musik und strahlt, Conni kommt ins Krankenhaus und strahlt und Conni bekommt einen kleinen Bruder und strahlt. Typische Sorgen und normalerweise auftretende Probleme werden von den Autoren geschickt eingebaut, aber sogleich behoben, eigentlich bevor sie wirklich da sind. So hat Conni während der Schwangerschaft ihrer Mutter zwar ein bisschen Angst, dass Mama nur noch das Baby lieben wird. Mama sagt ihr aber, dass es nicht so sein wird. Und schwupps, nach der Geburt findet diese Sorge keine Erwähnung mehr. Conni und ihre Familie bekommen alles hin – immer.

Wenn Connis Familie vegan würde, sähe das wahrscheinlich so aus: Die Mutter hat beschlossen, dass ab heute vegan gekocht wird. Sie kauft alles dafür ein (an dieser Stelle könnte der konstruierte Stolperstein eingebaut werden: „Tja, was isst man denn dann eigentlich so? Ach so, da kann ich das nachschauen. Na, dann ist es ja kein Problem!"). Sie weiß sofort, wie man das Gekaufte zubereitet, serviert es und alle schwärmen schon ab der ersten Mahlzeit: „Mmh, lecker!" Getoppt wird das Ganze nur noch von Connis Vater, der am Ende sagt: „Eigentlich wollte ich schon immer genau so essen." Jetzt weiß ich auch, was mich daran stört: Conni ist nicht authentisch. Sie kriegt nicht alles toll hin, wie Pippi Langstrumpf oder andere Helden es auf Kinderheldenart hinbekommen, sondern sie bekommt es so hin, wie Erwachsene gerne hätten, dass Kinder es machen. Pädagogisch von vorne bis hinten. So ist doch nicht das echte Leben! Grrrr. Und warum macht mich das jetzt so sauer? Wahrscheinlich weil ich mir selber manchmal genau diese Easy- Conni-Welt wünsche.

Selbstbestimmter Tag für Mutti

Ich habe Stephan gebeten, ohne mich mit den Kindern zu meinen Schwiegereltern zu fahren, weil ich mir einen selbstbestimmten Tag wünsche. Einen Tag vor Muttertag passenderweise – wow, das ist schon mein achter Muttertag!

Als ich nach dem Einkaufen merke, dass ich jetzt einfach noch in die Stadt gehen könnte oder aber auch an die Weser oder aber auch ganz einfach nach Hause fahren könnte, fühle ich mich herrlich in meiner Freiheit. Das erste Mal seit der Geburt meiner Tochter bin ich ganz alleine zu Hause. Zwar war ich auch schon mal ein paar Tage alleine weg, aber zu Hause – nie. Unfassbar!

Unfassbar nervt mich im Biosupermarkt dann aber die Tatsache, dass der Spinat mit Sahne ist, die wollen wohl den „Iglu Blubb" nachmachen. Frischen Spinat habe ich noch nie zubereitet, sollte ich vielleicht mal tun.

Selbstbestimmt treffe ich die spontane Entscheidung, zu Freunden zu gehen, die gerade mit ein paar Leuten ihr Abendessen beendet haben. Selbstbestimmt trinke ich viel zu viel Alkohol und habe ganz selbstbestimmt einen dicken Kater – und das am Muttertag. Oh je! Ich brauche bis zum Mittag, um mich davon zu erholen, zum Glück kommt meine Familie erst dann wieder zurück.

Mittags koche ich dann für uns vier drei verschiedene Gerichte gleichzeitig, wobei mir glatt eines anbrennt. Da habe ich wohl mal wieder zu viel auf einmal gewollt – so viel zum Thema „Ich koche nicht mehr verschiedene Varianten für einzelne Familienmitglieder". Der Zucker, der eigentlich nur für die Rübchen karamellisieren sollte, brennt sich in den Topf ein. So ein Mist, die Rübchen sollten für Stephan und für mich sein. Wenigstens bekomme ich die Kartoffel-Champignon-Pfanne für Richard und die Buchstabennudelsuppe mit Möhren für Emilia hin. Und der Nachtisch wird auch richtig lecker.

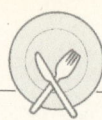

Milchreis in Soja-Vanille-Drink gekocht und mit Vanilleschote und Vanillemark. Dazu selbst gemachte Rote Grütze. Lecker!

Sojamilch wird mein Freund, die kocht nämlich nicht so schnell über. Das ist gut für Menschen wie mich, die dazu neigen, zu viele Dinge gleichzeitig zu machen.

Vielleicht sollte ich mich aber viel eher mit meiner Selbstbestimmung noch ein bisschen besser anfreunden und sie nicht nur alleine leben, sonder gerade dann, wenn meine Liebsten um mich herum sind. Mehr Selbstbestimmung bedeutet, mehr selbst zu bestimmen. Ich darf bestimmen, wie viele verschiedene Essen ich koche. Dass drei mir zu viele sind, sollten mir wohl die angebrannten Rübchen signalisieren. Danke dafür!

Handylos

Mit den Kindern bin ich unterwegs zu meinen Schwiegereltern. Als ich sie von unterwegs von einem Münzfernsprecher anrufe (das Wort muss man sich auf der Zunge zergehen lassen: Münz-fern-sprecher – ich habe gefühlte 20 Jahre nicht mehr mit so etwas telefoniert) und sie völlig von den Socken sind, dass es noch Menschen gibt, die eine Telefonzelle aufsuchen, fragen sie mich auf ihre humorvolle Art, ob denn alle Veganer handylos seien. Ich finde diese Frage zuerst sehr witzig, denke aber jetzt darüber nach und stelle fest: Der Zusammenhang ist gar nicht so abwegig. Vegan und handylos – beidem kann man wohl die Überschrift „bewusster leben" geben.

Obwohl ich die Entscheidung, kein Handy mehr zu haben, zunächst einmal gar nicht bewusst getroffen habe. Vor einem dreiviertel Jahr wurde mir mein letztes Gerät geklaut. In den Tagen danach habe ich dann gespürt, wie befreit ich mich fühlte. Außerdem merkte ich, dass ich mich nicht wirklich darum bemühte, ein neues zu besorgen. Deshalb beschloss ich – erst hier kam die bewusste Entscheidung –,

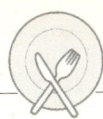

mir keines mehr anzuschaffen. Und ich genieße den Entschluss seit diesem Tag. Dazu muss man wissen, dass ich SMS-Junkie war; jemand, dem das Handy quasi ans Ohr gewachsen war. Ich nutzte jede Gelegenheit, um zu telefonieren: auf der Radfahrt zur Arbeit, sobald ich ins Auto stieg und beim Einkaufen. Dadurch war ich eigentlich niemals richtig dort, wo ich mich gerade befand. Wenn ich mit einer Freundin durch den Wald spazierte und dabei eine Hand am Handy hatte, konnte ich mich gewiss nicht zu 100 % auf den Wald und auf die Freundin einlassen. Wenn ich meinen Kindern zuhörte, die mir gerade etwas erzählten, das sie auf dem Herzen hatten, und sich zwischendurch der Eingang einer SMS durch Piepen oder Vibration bemerkbar machte, war ich sicher nicht völlig im Moment und bei den Kindern. Das aber will ich sein. Bewusst im Moment des Telefonierens und bewusst in der übrigen Zeit.

Natürlich bin ich froh, dass Stephan ein Handy hat und im Notfall erreichbar ist, und ab und an profitiere ich davon, dass andere eines haben. Zum Beispiel der Schaffner, wenn ich jemandem die Zugverspätung mitteilen möchte. Die meiste Zeit aber brauche ich keines, schalte mein Gehirn ein und versuche, alleine eine Lösung zu finden, und treffe verbindliche Verabredungen im Vorfeld. Ging ja früher auch.

Jobtechnisch wäre es schwierig gewesen, als ich noch meinen Elternratgeber „urbia TV" produziert habe, aber bei meinem jetzigen Job bin ich in der Redaktion zu erreichen, und wenn ich es nicht mehr bin, bekomme ich eben eine E-Mail geschickt. Private Telefonate führe ich jetzt nur noch, wenn ich wirklich Zeit und Lust dazu habe. Außerdem lautet seitdem nicht mehr jeder zweite Satz: „Du, ich habe gerade so schlechten Empfang. Kann ich dich später anrufen?"

Best pizza in town

Wir wollen Pizza essen gehen und fragen unsere Freundin und Expertin in Bremer Gastronomie, welchen Laden sie uns empfiehlt. Wohl gemerkt, ohne die Einschränkung „vegan" zu erwähnen. In dem Zusammenhang bekommen Emilia und Richard mit, wie ich mit Stephan über die „best pizza in town" spreche, denn die wollen wir haben, und sie wollen wissen, was das übersetzt heißt. Daraufhin sagen sie ganz spontan und ganz herzig: „Aber wieso? Die beste Pizza in der Stadt machst doch du, Mami!" und meinen es tatsächlich ehrlich.

Als wir dann im Laden mit der „Best pizza in town"-Empfehlung sitzen, stellt sich heraus, dass der Pizzateig – höchst unitalienisch – mit Milch gemacht wird. Ich hatte es mir so schön einfach vorgestellt, Tomatensauce und Gemüse als Belag zu bestellen. So wird die Bestellung eine ziemlich langwierige Angelegenheit, aber die Bedienung ist sehr engagiert und freundlich. Den Kindern ist es schon peinlich: „Mami, sei doch nicht so peinlich, mach doch mal 'ne Ausnahme!" Ein sicheres Indiz dafür, dass ich wohl mal wieder ein wenig rumeiere. Zwischenzeitlich scherze ich mit Stephan, dass ich gleich nach gegenüber in den veganen Imbiss geschickt werde. Aber es soll ja Pizza sein und außerdem an einem schön gedeckten Tisch. Am Ende wurschteln die Bedienung, der Koch und ich uns etwas zusammen, was es in der Form nicht auf der Karte gibt: Bruschetta und Salat mit gegrilltem Gemüse. Es schmeckt sehr gut. Geht doch!

Essen und trauern

Am nächsten Tag steht uns ein schwerer Gang bevor, denn wir sind bei der Trauerfeier für unseren Chef und Freund in Hamburg. Das

Essen gerät dabei für Stephan und mich in den Hintergrund. Wie wenig Hunger man doch hat, wenn einem die Trauer auf den Magen schlägt, und wie es sich anfühlt, mit einem Kloß im Hals zu essen. Dennoch setzen wir uns abends noch mal zu Hause zusammen und ich mache eine Ausnahme zur „Feier" des Tages, um mit Stephan Käse zu essen. Warum eigentlich? Denke ich, dass ich ihm so noch näher bin? Wäre es weniger verbindend mit ihm ohne den Käse? Vielleicht suche ich auch nur schlicht und ergreifend nach einer Ausrede, um meine Lust, Käse zum Rotwein zu essen, zu rechtfertigen?

Stichwort Lust: Der selbst ernannte Strengveganer Richard hat an dem Tag alle Süßigkeiten, die er bekommen konnte, schnabuliert, ohne auch nur einmal nachzufragen, ob sie vegan sind. Aber sehr süß, denkt er auch an sein Schwesterlein und packt ihr welche ein, weil sie bei der Trauerfeier nicht mit dabei ist.

Besuch aus Wuppertal

Wir bekommen Besuch von unserer Freundin Julia und ihrem Sohn. Da wir wegen der Trauerfeier nicht eingekauft haben und heute Feiertag ist, gehen wir als Erstes – schon wieder – essen. Bei einem anderen Italiener. Diesmal lasse ich das mit der Pizza lieber gleich sein und bestelle mir Spaghetti aglio e olio und einen Tomaten-Zwiebel-Salat, den ich mir selbst anmache. Daran kann eigentlich nichts verkehrt sein. Einen Tag später machen wir einen Ausflug ins Bremer Blockland zu einer Bioeisdiele. Mein erster Besuch dort, seitdem ich vegan bin. Früher habe ich sehr gerne die Sorte „Quark Sesam" gegessen. Früher habe ich mir aber auch keine Gedanken darüber gemacht, dass ein Kälbchen dort einsam und alleine auf der Weide steht, getrennt von seiner Mutter und den anderen Kühen. Ich fand es niedlich, dass meine Kinder es streicheln können. Einzig Emilia Empathia, das fällt mir jetzt gerade ein, hat früher schon einmal gesagt, dass ihr

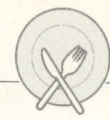

das Kälbchen leidtut, so alleine. Gleichzeitig will ich auch nicht übertreiben. Die Tiere auf diesem Hof haben es mit Sicherheit besser als 99 % ihrer Artgenossen.

Der Hof ist ein Demonstrationsbetrieb für ökologische Landwirtschaft von „Bioland", und man hat wirklich Einblick in jeden seiner Winkel. Außerdem gibt es einen tollen Spielplatz für Kinder, und überhaupt ist es ein wunderschönes Ausflugsziel, zu dem man nur mit nicht motorisierten Fahrzeugen fahren kann. Auch beim Melken kann man zuschauen. Trotzdem oder gerade deswegen tun mir die Kühe leid. Ich esse Sorbet, das auch richtig, richtig gut schmeckt. Damit drücke ich nun nicht gerade meine Ablehnung aus, aber ich empfinde auch keine gegen diesen Betrieb. Wenn man überhaupt Milch produziert, dann doch zumindest so.

Die Milch wird an eine regionale Molkerei gegeben und dann in Bremen und dem Umland verkauft. Das ist wirklich schon ziemlich gut. Ein bisschen trotzig fast fühle ich mich beim Schreiben. Die Familie, die den Hof bewirtschaftet, gehört wirklich zu den Guten. Einzig, es bleibt die große Ungerechtigkeit an sich, dass wir den Kälbchen Milch und Mutter klauen, um selbst leckeres Eis zu schlecken.

Vegan grillen

Es folgt am nächsten Tag ein weiteres erstes Mal – das erste Mal vegan grillen. Wirklich richtig leckere Seitanwürstchen und wirklich komische Kräuterknacker sind im Rennen. Dazu gibt's köstlichen Tomaten-Zwiebel-Salat, Aubergine und Zucchini, mmmh – und oh, mein Mann kann so gute vegane Sachen zubereiten, die er früher schon genau so gemacht hat. Rezeptanfragen an: Stephan@veganerzauberkoch.de ;-)

Billig grillen

Nach Abreise der Gäste erleben wir heute dann ein Grill-Event der ganz anderen Art. Bestimmt war jeder von Ihnen mindestens einmal bei genau solche einem Grillen, bei dem die Devise zu gelten scheint: möglichst viel Fleisch, möglichst viel Wurst, möglichst billig. Wobei ich fairerweise dazu sagen muss, dass es mehr um ein sportliches Event geht als um den kulinarischen Genuss und dass es bis aufs Essen trotzdem eine nette Veranstaltung ist. Außerdem habe ich genau solch ein Grillgut (von „Gut" kann man eigentlich gar nicht mehr sprechen) erwartet und mir mein Gemüse vorsichtshalber schon mitgebracht. Aber es gibt leider keine einzige Ecke auf dem Rost, auf die ich es legen könnte. Am Ende esse ich ein bisschen Obst und Rohkost von einer Frau, die glücklicherweise besser vorgesorgt hat als ich.

Einerseits finde ich es für mich nicht schlimm an diesem Tag, weil ich damit gerechnet habe. Was mich allerdings traurig macht, ist der Gedanke daran, wie viele Menschen in Deutschland an diesem Tag genau diese Dinge auf dem Grill liegen haben und sich keinerlei Gedanken darüber machen, woran es liegt, dass ihr Fleisch und ihre Würstchen so billig angeboten werden können. Plötzlich scheint mir die vegetarische oder sogar vegane Zukunft sehr weit weg zu sein.

Weiterhin dreifach

Ich werde verrückt, wenn ich weiterhin drei Gerichte für uns drei am Mittag koche, aber ich will, dass Richard Gemüse isst, und augenblicklich isst er nur Pastinaken. Also mache ich für ihn Pastinaken, Pilze mit Reis für Emilia, und für mich brate ich das Gemüse, das am Vortag eigentlich auf den Grill sollte: Zucchini und Auberginen – beides mögen meine Kinder leider nicht. Aber ich spüre, dass das Dreifach-Kochen definitiv ein Auslaufmodell ist. Es ist mir einfach zu viel Arbeit.

Falle mit Ei

Richard hat eine Freundin zu Besuch und die beiden planen, eine Falle im Garten zu bauen. Während ich mit Mariana telefoniere, fragen sie mich, ob sie für die Falle ein Ei haben können. „Nein, ich will nicht, dass ihr was vom Tier nehmt, ihr könnt aber gerne was anderes nehmen, einen Teil von der Gurke zum Beispiel …", ist meine Antwort. Mariana bekommt alles live mit, ist höchst amüsiert und sagt mir, dass dieser Dialog in mein Buch muss. Et voilà – da ist er!

Schwindender Perfektionismus

In letzter Zeit bemerke ich immer häufiger, dass mir manche organisatorischen Dinge ganz einfach durchrutschen. Heute zum Beispiel habe ich schlichtweg vergessen, etwas fürs Mittagessen einzukaufen. Das ist mir als Mutter einfach noch nie, wirklich noch nie passiert. Statt mich zu ärgern, freue ich mich darüber, weil es mir zeigt, dass ich meinen Perfektionismus so langsam ablege. Zu verdanken habe ich das vor allem meiner persönlichen Entwicklung, angeregt durch die regelmäßigen Seminare bei der Völkerkundlerin Dr. Christina Kessler. Bei ihr mache ich eine Ausbildung zum sogenannten Amo-Coach. Dazu besuche ich in einem zweijährigen Training alle zwei Monate ein viertägiges Seminar und finde es einfach nur großartig. Christina Kessler ist genial mit ihrer einfachen Essenz „Amo ergo sum – ich liebe also bin ich", mit der sie die Gemeinsamkeiten aller Weisheitslehren und Religionen auf den Punkt bringt. Was sie lehrt, ist zwar einerseits sehr spirituell, dabei aber völlig alltagstauglich und kein bisschen „spinnert". Ihre Wahrheit geht mir sofort ins Herz. Ich freue mich jedes Mal sehr, mir die Zeit für mich zu nehmen und durch Christina Kessler angeleitet den Weg in mein Inneres zu gehen. Dabei lerne ich, wie

auch ich Menschen auf ihrem Weg hilfreich begleiten kann. Und eben genau auf diesem Weg in mein Inneres merke ich, dass ich gar nicht immer alles so perfekt machen muss. Hätte ich heute noch denselben Anspruch an mich wie noch vor einem Jahr, dann würde ich mich jetzt wie eine miserable Mutter fühlen und mich mit einem fürchterlich schlechten Gewissen plagen, das übrigens auch niemanden satt macht. Stattdessen mache ich einen Luftsprung und packe fröhlich die Pommes aus der Tiefkühltruhe in den Backofen.

Reiseproviant

Ich kaufe Proviant für unsere Reise nach Spanien ein. Eine Woche werden wir auf einer Finca in der Nähe von Tarragona verbringen. Eine wunderbare Aussicht. Vor allem vegane Müsliriegel, Mandelschnitten, Trockenobst usw., aber auch Joghurtreiswaffeln und Käsekräcker landen im Einkaufswagen – für den Rest der Familie. Die Reiseprovianttasche ist bei uns immer recht gut gefüllt, einfach weil ich nicht gerne auf ungesundes „Unterwegs-Essen" angewiesen bin. Seit dem Vegan-Sein kommt dazu, dass die meisten Snacks für mich nicht in Frage kommen. Es fühlt sich schon ein bisschen komisch an zu wissen, dass ich mit ziemlicher Wahrscheinlichkeit vom Flugzeugessen nichts haben möchte und auch am Flughafen in Spanien nichts mögen werde. Ich muss alleine für mich sorgen und kann nicht auf die Stewardess hoffen.

Wenn ich es mir recht überlege, fand ich das Essen im Flugzeug eigentlich schon als Nicht-Veganerin niemals wirklich verlockend. Und das ultimative Getränk, das Menschen im Flieger und nur im Flieger zu sich nehmen, geht ja immer noch: Tomatensaft!

Auf nach Spanien

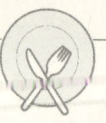

Am Ankunftsflughafen gibt's für Emilia erst einmal einen „Bocadillo con queso". Der Queso ist Manchego, sie isst also ein Brötchen mit Ziegenkäse. Auch in Deutschland liebt sie Ziegengouda. Bisher habe ich mich immer ein bisschen damit frohgeredet, dass ja Ziegen bestimmt gar nicht so ausgenutzt werden wie Kühe. Außerdem gab es auch Zeiten, als im Biosupermarkt kein Ziegenkäse zu bekommen war mit der Begründung, dass die Ziegen gerade ihre Jungen stillen. Darüber habe ich mich gefreut und mich in meiner Vermutung bestätigt gesehen. Ich beschließe, mich diesem Thema gleich nach der Rückkehr zu widmen. In dem Dorf kurz vor unserer Unterkunft kaufen wir in einem kleinen Lädchen erst einmal ein, was wir auf der Finca brauchen: Baguette, Tomate, Olivenöl aus der Region, Pimientos (kleine Paprikaschoten) und Wassermelone. Als wir uns daraus unser Mittagessen zaubern und Stephan und ich uns am liebsten in die Pimientos reinlegen würden, bringt Emilia es auf den Punkt: „In Spanien schmeckt alles so gut!"

Vegane Malbücher?

Emilias und Richards Aufmerksamkeit ist in Sachen Tierhaltung wirklich geschärft. Ich muss sehr lachen, als sie mir ihre Reisebeschäftigung, das Bastelbuch zum Thema Bauernhof mit Aufklebern und Ausmalmöglichkeiten, hinhalten und ganz ernsthaft fragen: „Mami, würdest du sagen, das hier ist Massentierhaltung?"

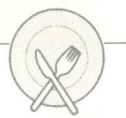

Frust in Spanien
Teil 1: Der Tropfen auf den heißen Stein

Ich erinnere mich noch gut an die erste französische Austauschschülerin, die zu uns kam. Sie und ich waren gerade 13 Jahre alt und in mir war soeben das Umweltbewusstsein erwacht. Als sie ihr FCKW-Deo benutzte, erklärte ich ihr ausführlich, welche Konsequenzen FCKW für das Ozonloch hat. Sie hörte aufmerksam zu, nickte verständig und sagte nach meinem bemühten französischen Bericht: „En France, c´est pas grave." Also, in Frankreich macht das nichts aus. Wunderbar. Meine erste Erfahrung im Erklären, welche Konsequenzen das eigene Verhalten haben kann. Das nur vorweg.

Wir sind noch in Spanien auf der wunderschönen Finca. Stephan will Baguette holen. Ich frage ihn, ob er noch Margarine und irgendeinen tierfreien süßen Aufstrich mitbringen kann. Stephans Antwort lautet: „Solange du mich nicht bittest, Soja- oder Reismilch in dem Minimarket auf Spanisch zu besorgen." Nein, ich hatte nicht mal einen Gedanken daran, ärgere mich aber über den genervten Unterton.

Einen Bäcker, einen Obst- und Gemüsehändler und einen Minimarket gibt's in dem kleinen Dorf, aber um Müsli oder Sojaprodukte zu bekommen, braucht es definitiv einen großen Supermarkt. Den wird es dann aber doch auch in Spanien geben, oder? Immerhin gab es sogar in Beirut im Supermarkt eine Bioabteilung. Dort waren wir im letzten Herbst in Urlaub. Wie dort verbrauchen wir auch hier in Spanien wieder Massen von Plastikwasserflaschen, weil man das Leitungswasser nicht trinken kann. Ich habe das Gefühl: Je mehr Plastik ich verbrauche, umso nachlässiger werde ich mit weiterem Plastik. Während ich zu Hause meine Umwelttaschen zum Einkaufen mitnehme, denke ich im Ausland: „Na, auf die Tüte kommt´s ja nun auch nicht mehr an." Hier fühlt es sich so sehr nach einem Tropfen auf

den heißen Stein an, zu versuchen, Müll zu reduzieren, wenn um mich herum Massen produziert werden. Ich merke, wie sich mit Blick auf meine vegane Ernährung ein ähnliches Gefühl einstellt: Wenn ich es nicht mal schaffe, meine Familie mit meinem Vorbild zu überzeugen, und nur ich alleine komplett auf Tierisches verzichte, hilft das wirklich nur einem einzigen Kälbchen?

Ich gebe die Hoffnung nicht auf, denn ich merke ja, dass wir nur noch 1 l Milch in der Woche verbrauchen, kaum Butter und sehr viel weniger Käse. Außerdem hilft es ohnehin nicht: Ein Zurück – so viel kann ich schon nach zwei Monaten sagen – wird es für mich nicht mehr geben. Jedenfalls nicht in Gänze. Das ist das Problem oder das Schöne am Bewusstsein. Ich kann mir nicht mehr in die eigene Tasche lügen. Ausnahmen mache ich schon noch – zum Beispiel, wenn der Parmesan schon über die Penne arrabiata gestreut ist. Da weiß ich, dass sie weggeworfen werden, wenn ich sie im Restaurant zurückgehen lasse. Das ist nun auch nicht im Sinne der Nachhaltigkeit. Außerdem gehe ich hier in Spanien zum Beispiel einfach davon aus, dass die Baguettestangen ohne Milch gebacken sind. Es würde sonst wirklich sehr schwierig werden, deshalb frage ich lieber erst gar nicht nach.

Sich in die eigene Tasche lügen geht also nur noch teilweise, und ich hoffe von ganzem Herzen, dass mein verändertes Essverhalten wenigstens einer Kuh und ihrem Kälbchen weiterhilft. Selbst wenn nicht: Genauso wenig wie der Plastiktütenverbrauch anderer Länder uns Deutsche daran hindert, fleißig an der Weltmeisterschaft im Müll-Trennen teilzunehmen, lasse ich mich dadurch am Vegan-Sein hindern. Das Umfeld, das weiterhin fröhlich in das billige Hühnchen im Caesar's Salad beißt, kann ich meist ganz gut tolerieren, manchmal macht es mich aber auch traurig oder bringt mich zum Verzweifeln.

Veganer Kampf gegen Windmühlen

Wenn ich mich auch durch mein Umfeld manchmal wie Don Quijote im Kampf gegen die Windmühlen fühle, so bestärkt mich andererseits

besonders unbewusstes oder wohl eher bewusstes Marketingverhalten darin, weiterzumachen. Die Milchpackung im spanischen Supermarkt, auf der das Kälbchen freudig an der Mutter schleckt, zum Beispiel. Der Inhalt der Packung bedeutet doch genau das Gegenteil. Auf der Packung müssten uns traurige Kälbchenaugen anschauen, die uns fragen: „Warum nimmst du mir meine Mutter und warum trinkst du mir meine Milch weg?" Oder auch die fröhlichen Schweine auf dem Fleischtransporter. Gibt es einen Grund für sie, fröhlich auszusehen und zu jubilieren: „Yippieh, in diesem Transporter sind wir endlich in geschlachteter Version"?

Als besonders skurril empfinde ich einen Mc-Donald's-Hinweis an der Autobahn: „Noch zwei Kilometer" steht darauf und das Bild eines riesigen Rinderburgers ist zu sehen – unter dem Schild grasen derweil Kühe auf der Weide. Seitdem mein veganer Blick geschärft ist, fallen mir an allen Ecken und Enden diese, ich nenne es mal vorsichtig, Ungereimtheiten auf.

Nichtsdestotrotz hilft es der Sache nicht immer, mit allen Mitteln zu kämpfen. Ich weiß, dass ich mit meinem früheren Temperament und Weltverbesserungsdrang bei der folgenden Episode um keinen Preis ruhig geblieben wäre: Emilia kommt im spanischen Supermarkt den Tränen nah zu mir gelaufen: „Der Hummer bewegt sich noch, und die großen Scheren sind zugebunden." Ich sage ihr, dass ich es ebenfalls grausam finde und es mir nicht anschauen möchte. Sie und Richard gehen wieder zurück und schauen mitleidig fasziniert weiter zu, wie der Hummer auf dem Eis liegt. Die Verkäuferin findet es lustig, den Hummer in die Hände zu nehmen und den Kindern damit Angst zu machen. Sehr witzig. Ich rufe sie zurück und erkläre ihnen, dass sie auf das Spiel der Frau nicht einzugehen brauchen.

Ist das nun gut, dass ich so ruhig geblieben bin? Müsste ich nicht eigentlich der Frau in gebrochenem Spanisch meine Meinung sagen, ihr den Hummer aus der Hand reißen und ihn in die Freiheit entlassen? Wäre das nicht das richtige Verhalten? Ich glaube nicht. Die Frau

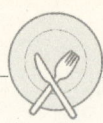

würde aus der Situation höchstwahrscheinlich nicht viel mehr mitnehmen, als dass die Deutschen verrückt sind. Einen Hummer hätte ich gerettet. Dazu wäre ich entweder wegen Diebstahls angezeigt worden oder um einige Euro ärmer und hätte dabei auch noch die Hummerfischerei unterstützt.

Ich kann die Frage, ob kämpfen der richtige Weg ist, nicht endgültig beantworten. Ich denke, dass jeder Mensch seine eigenen Erfahrungen machen muss und wir nichts verändern, wenn wir nicht auf die nötige Bereitschaft unseres Gegenübers stoßen, über etwas nachzudenken. Informieren, aufmerksam machen, über die Gründe sprechen, warum ich mich vegan ernähre, das sind meine Waffen. Manchmal bleibt dennoch das Gefühl, mit diesen Waffen ähnlich machtlos zu sein wie ein Hummer mit eingebundenen Scheren.

Wie gut, dass andere mit anderen Waffen kämpfen und damit erfolgreich sind. Bestes Beispiel sind lebende Hummer in deutschen Kaufhäusern: Das Berliner Kaufhaus „KADEWE" hat nach einer Aktion von PETA-Aktivisten den Verkauf lebender Hummer im Frühling 2011 eingestellt.

Nicht nichts tun

Der hilflose Hummer geht mir nicht so schnell aus dem Kopf. Eines ist meiner Meinung nach unbestritten: Es hat eine Wirkung auf Kinder, wenn wir nichts tun, während Schwächere wie Kinder oder Tiere gequält werden. Auch wenn ich den Hummer nicht gerettet habe, habe ich die Kinder doch immerhin in ihrem Gefühl bestätigt, dass es nicht in Ordnung ist, Tiere im Supermarkt zu lagern und sie auch noch als Spielzeug zu benutzen. Wenn Kinder sehen, dass die Erwachsenen um sie herum nichts tun und nichts Falsches darin sehen, Schwächere zu quälen, dann ist es möglich, dass sie mit der Zeit das Mitleid, das sie empfinden, als „nicht richtig" abspeichern und zukünftig immer weniger Mitleid empfinden, um möglichst gut mit ihrem Umfeld zu kooperieren.

Ich möchte das für meine Kinder nicht. Das ist einer der Gründe, warum ich mit ihnen nicht mehr in einen Zirkus mit Tieren gehe. Die werden dort dazu gebracht, Kunststücke zu unserer Belustigung zu machen. Da es meist nicht ihrer Natur entspricht, wird mit mehr oder weniger tierquälerischen Maßnahmen nachgeholfen. Zu sehen, wie sie durch die Lande gefahren werden, um dann mit wenig Auslauf die nächste Vorstellung abzuwarten, hat mich schon als Kind traurig gemacht.

„Den Zirkusbetreibern geht es aber auch schlecht", könnte an dieser Stelle argumentiert werden. „Ja, das ist sicherlich richtig", wäre meine Antwort, aber die Menschen haben, wenn vielleicht auch nicht die absolute Freiheit, so doch immer noch eine Möglichkeit zu wählen. Sie sind nicht eingesperrt.

Die Entscheidung, zum Zirkus zu gehen oder nicht, bleibt jeder Familie selbst überlassen. Meine Kinder jedenfalls würden genau spüren, wie ungern ich mir die Tierkunststücke anschaue, und hätten schon alleine deshalb ein nur begrenzt schönes Erlebnis. Auch Stephan mag sich das nicht anschauen und letztlich sind unsere Kinder inzwischen selbst schon (oder eher: noch) so aufmerksam, dass sie verzweifelte Blicke von Tieren erkennen können.

Patatas bravas con que?

Wir genießen weiter die sonnigen und ruhigen gemeinsamen Tage auf der Finca. Meine neueste kulinarische Entdeckung ist ein Grüner Tee mit Kombucha, ein Mitbringsel einer der vorherigen Finca-Gäste aus Deutschland. Zum Frühstück machen wir uns jeden Morgen Obstsalat – yeah! Melone mit Nektarinen und Birnen, dazu frisch gepresster O-Saft! Es geht doch gesund, nicht lang quatschen, einfach machen, lautet wohl die Devise.

Danach machen mir auch die vielen Nutella-Baguettes der Kinder nicht mehr so zu schaffen. Nach Flug und Fahrt hatte ich ihnen ihren Wunsch danach (da es das zu Hause ja NIE gibt) nicht abschlagen

können „Nur ein Glas ... Es ist ja Urlaub." Sie wissen eben, wie sie argumentieren müssen.

Mittags gibt es für sie an diesem Tag am Strand Pommes mit Ketchup, für mich Patatas bravas mit einer undefinierbaren Sauce, weil ich vergesse, sie ohne zu bestellen. Ich probiere sie und merke, dass sie nach Chorizo, also Wurst, schmeckt. Mit vergeht der Appetit. Es sah zwar schon nach irgendetwas mit Mayo aus, aber Fleischgeschmack geht gar nicht. Ich halte mich an die Patatas, auf denen keine Sauce ist, und esse dazu Oliven. Über die Frage, ob die Kartoffeln im selben Fett frittiert wurden wie Hühnchen oder Fisch, denke ich lieber nicht nach. Schmeckt zumindest nicht so. Auf den Schreck erst mal ein Wassereis.

Abends auf der Finca essen die Kinder Nudeln und Unmengen von Wassermelone, Stephan und ich Oliven und das herrliche Olivenöl einfach auf Brot, Tomaten, mit denen man die Sonne Spaniens in sich aufnimmt, Baguette und Pimientos. Was braucht man mehr? Ich nichts, Stephan hat sich noch einen Schinken dazu gekauft.

Frust in Spanien
Teil 2: Vegan gegen nicht vegan

Beim Frühstück im Spanien-Urlaub genießen die Kinder ihre Nutella-Ausnahme auf Baguette sichtlich. Es macht Freude, ihnen beim Essen zuzuschauen. Gleichzeitig würde es mir sehr viel mehr Freude bereiten, wenn sie denselben Genuss bei gesünderem Essen an den Tag legten. Ist das schon krankhaft von mir? Ich weiß es nicht.

Ich bin froh, dass es eine Marmelade mit Pektin als Geliermittel gibt, und das, obwohl es nicht mal eine Biomarmelade ist.

Im italienischen Restaurant mittags am Strand nehme ich Fòcaccia, ein Fladenbrot, das wie eine Pizza aussieht, aber nicht mit Käse überbacken wird, die Kinder essen Pizza Margharita. Stephan isst im Urlaub

deutlich mehr Fleisch und Fisch, aber schwört sich, nie mehr Hummer zu essen. Mir fällt auf, dass ich lange keinen Kommentar mehr von ihm gehört habe wie: „Mmh, so ein leckeres Kälbchen." Diese Zeiten sind auch für ihn vorbei. Allerdings frage ich mich auch: Ist er wirklich nur gesundheitlich angeschlagen, oder ist er so schlecht drauf, weil das Essen zwischen uns steht? Wahrscheinlich macht es keine große Freude mehr, mit mir zu essen, denn ich verderbe ihm zwar nicht absichtlich seinen Fisch, aber wahrscheinlich ist es nicht besonders genussvoll, neben mir überhaupt noch etwas zu essen, was tierisch ist. Über dem Essenstisch hängt unsichtbar die moralische Keule.

Gleichzeitig unterstelle ich ihm, die Kinder auf seine Seite ziehen zu wollen. Richard, der inzwischen gerne Margarine nimmt und dennoch manchmal nach der Butter fragt, gibt er meiner Meinung nach lieber die Butter als die Margarine. Entwickelt sich die Ernährung in unserer Familie nun doch zum spaltenden Element?

In der letzten Zeit dachte ich eher, ich bin zu tolerant und lasse für die Kinder zu viel Tierisches zu – wo ich doch weiß, wie viele Krankheiten das mit sich bringen kann. Ich will den Kindern ihren freien Willen lassen. Sie sollen auch nicht das Gefühl haben, sich zwischen mir und Stephan entscheiden zu müssen. Es geht ja hier nicht um einen Machtkampf. Oder entwickelt es sich gerade dazu? Wenn Emilia gerne Sachen von Stephans Teller probiert (heute Calamares, und das nach ihrer Hummer-Erfahrung von gestern) und keinerlei Anstalten macht, Oliven oder Tomaten zu probieren, finde ich das einfach schade. Liegt es daran, dass sie das Gefühl hat, ihm beistehen zu müssen, jetzt wo Richard auch eher meinem Beispiel folgt? Liegt es daran, dass er eine größere natürliche Autorität hat, oder liegt es einfach nur daran, dass Calamares auf sie anziehender wirken als Oliven? Und wieder stellt sich die Frage: Wie viel erzähle ich den Kindern?

Stephan geht es ziemlich auf die Nerven, dass sich so viel ums Essen dreht. Mir eigentlich auch. Meine Traumvorstellung sieht folgendermaßen aus: Die Welt besteht ausschließlich aus veganem gesundem

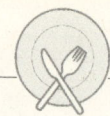

und leckerem Essen mit kleinen süßen und herzhaften Schweinereien und Alkohol zum Über-die-Stränge-Schlagen. Alles bio und fair gehandelt, frei von Konservierungs- und Farbstoffen, ohne Werbelügen, Kinderarbeit, Tierleid und Umweltverschmutzung. In jeder Stadt finden sich tolle Läden, Restaurants und Imbisse, bei denen ich nicht einmal fragen muss, was in den angebotenen Speisen und Getränken enthalten ist. Wäre das nicht wundervoll? Die vegane Traumwelt.

Wie Sie sehen, habe ich mal wieder große Lust, die Verantwortung abzugeben. Es ist aber auch zum Davonlaufen, zum Schweine-Melken oder wie auch immer das heißt!

Eltern sein ist die größte Verantwortung, die wir im Leben tragen. Manchmal ist mir die Last zu groß. In diesen „Am liebsten würde ich Mary Poppins meine Kinder erziehen lassen"-Momenten hilft mir ein Blick auf die schlafenden Unschuldsengel. Wie sie daliegen und nichts Böses an ihnen haftet. Das stärkt mich, und ich sage mir: „Was du da beklagst, liebe Jumana, sind einzig und allein Luxusprobleme. Du hast zwei gesunde Kinder, denen du nur zeigen musst, wer du bist und wofür du stehst. Dabei musst du nicht mal alles richtig machen." Also, locker bleiben? Weiterhin so viele Ausnahmen zulassen? Wenn es so einfach wäre.

Einer Frau, die auf Männersuche ist und sich Sorgen macht, ob sie noch ein Kind bekommen wird kurz vor dem 40. Geburtstag, hilft es nicht, wenn wir ihr sagen, sie solle sich locker machen, weil sie mit der Torschlusspanik in den Augen jeden Typen vergrault. Auch einem Arbeitslosen, der zwingend Geld für sich und seine Familie verdienen will, hilft der Rat, beim Bewerbungsgespräch möglichst locker zu bleiben, wenig. Und mir hilft der Tipp eben auch nicht wirklich.

Dennoch halte ich mich beim heutigen Restaurantbesuch bei der Mayonnaise-Bestellung der Kinder zurück und versuche, den Gedanken an gequälte Hühner zu verdrängen. Als dann aber die Flasche auf den Tisch kommt, die wirklich nur nach einer Mischung

allerbilligster Zutaten mit Farb- und Konservierungsstoffen aussieht, sage ich ihnen, dass ich nicht möchte, dass sie sie benutzen. Stephan sieht es glücklicherweise genauso.

Immerhin mache ich nun anderswo Abstriche. Cola-Wassereis zum Beispiel hätte Emilia früher nicht bestellen dürfen. Heute bin ich froh – es enthält immerhin keine Milch wie Milcheis am Stil. Ungesund ist ungesund, aber hier musste wenigstens kein Tier leiden.

In diesem Punkt komme ich heute wohl nicht mehr weiter und sage frustriert: „Gute Nacht."

Nachtrag: Am nächsten Tag – was passiert? Beide Kinder probieren Oliven, und überhaupt haben sich die grauen Wolken verzogen.

Wenigstens einmal probieren?

Für das heutige Mittagessen wünscht sich Emilia Artischocken, Richard probiert sie zumindest auf unsere Bitte hin. Auch die Bohnen – beides mag er aber nicht.

Ich frage mich, inwiefern diese Erziehungsmethode, dass die Kinder wenigstens einmal probieren sollen, bevor sie ein Essen ganz ablehnen, wirklich so eine gute Idee ist. Brauchen Kinder überhaupt so eine Vielfalt, wie wir immer glauben, und nehmen wir ihnen damit nicht die Möglichkeit, frei zu entscheiden, was gut für sie ist? Im Prinzip denke ich, dass Kinder schon das Richtige für sich und die Bedürfnisse ihres Körpers nehmen würden, ihre Geschmacksnerven von Süßkram oder Geschmacksverstärkern aber überlistet werden. Wahrscheinlich ist diese Überlegung aber insofern hinfällig, als wir ihnen ihr natürliches Gefühl durch das ganze „Wenigstens einmal probieren"-Getue ohnehin schon abtrainiert haben.

Na ja, der Tag ist viel zu schön für solch düstere Gedanken. Auf der Finca ist so eine friedliche und entspannte Atmosphäre, und ich genieße die Ruhe und die Zeit mit meinen Liebsten. So schalte ich auch den Gedanken an die Hormone in der haltbaren Nicht-Bio-Milch ab, die Emilia sich gerade in die Frühstücksflocken gießt.

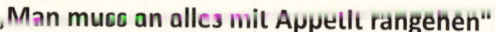

„Man muss an alles mit Appetit rangehen"

Das ist, wie schon erwähnt, die Devise meines Vaters in Ernährungsfragen. Zunächst einmal gebe ich ihm recht. Ich bin überzeugt davon, dass jemand, der bei etwas Ungesundem das Gefühl hat, etwas Gesundes zu essen, oder sich gar keine Gedanken macht, davon weniger schnell krank wird als jemand, der in vollem Bewusstsein und mit einer gewissen Überwindung das Ungesunde isst.

Das ist ja auch einer der Gründe, warum ich meinen Kindern nicht immer alle Informationen gebe. Wenn ich Emilia erklärte, was ich alles für einen Mist in der haltbaren konventionellen Milch hier in Spanien vermute, würde es sie sicherlich eher krank werden lassen als ohne diese Information. Oder ist das völliger Schmarrn? Stephan stimmt mir zu. Er hat jahrelang voller Genuss geraucht und ist überzeugt, dass dieses Rauchen ihm weniger geschadet hat als das nach den ersten Aufhörversuchen. Wahrscheinlich wird auch mein Vater keinen Hautkrebs bekommen. Obwohl er sich nie mit Sonnenschutzmitteln eincremt, sondern seine Haut stattdessen mit Zitronen- oder Olivenöl einreibt. Entweder hat er nur Glück gehabt (immerhin hat er als „dunkler Typ" weniger sonnenempfindliche Haut), oder aber es liegt wirklich daran, dass er so überzeugt davon ist, seiner Haut damit etwas Gutes zu tun. In jedem Fall ist das der Grund dafür, dass ich dann doch immer wieder versuche, mich locker zu machen, um die Kinder in einem „Alles ist gut"-Gefühl zu lassen. Aber hier in Spanien fällt es mir wirklich schwer.

Die Markthalle

So viele Dinge ändern sich durch mein Vegan-Sein, und manchmal denke ich: „Es ist alles nicht mehr dasselbe Vergnügen." Wir besuchen die Markthalle von El Vendrell. Eine riesige Halle voller Lebensmittel, so was hätte mir früher sehr gefallen, jetzt aber finde ich es fürchterlich, diese ganzen toten Fische und hängenden Schinken zu sehen. Emilia findet, dass es nach toten Tieren stinkt. Stephan ist die Freude

auch verdorben, der Café con leche, der spanische Milchkaffee, den wir früher gemeinsam genossen haben und den er nun alleine trinkt, trägt nicht gerade zur Stimmungsaufhellung bei.

Statt Serrano-Schinken und Fisch kaufen wir angenehm günstiges und sehr gut ausschauendes Obst, Gemüse und Oliven und einen veganen Bioschokoaufstrich ohne tierische Zutaten, dafür aber sehr teuer – ein kleines Glas kostet 4,95 €. Der Stand, der ihn verkauft, hat auch Müsli, Soja-, Reis- und Mandelmilch im Sortiment – von mir bekommt er deshalb den Namen „Reformhaus-Stand". Die Verkäuferin weist mich fast warnend beim Kauf eines Marmeladenglases mehrfach darauf hin, dass da aber wirklich nur Fruchtsüße und kein Zucker drin sei. Sicherlich denkt sie, dass ich nur aus einem sprachlichen Defizit heraus so einen Unsinn kaufe. Dazu noch das komische Nutella-Ersatzprodukt. Sie unterscheidet sich sehr stark von Reformhaus-Verkäuferinnen in Deutschland, die etwas mehr hinter ihren Produkten stehen.

Aber wer um alles in der Welt fährt auch in die Markthalle von El Vendrell, um veganen Bioschokoaufstrich und Marmelade ohne Zucker zu kaufen? Wer ist hier die Verrückte? Ja wohl eindeutig ich. Da fällt mir der Witz ein von demjenigen, der die Warnung im Radio hört: „Achtung! Ein Falschfahrer auf der A soundso!", und daraufhin sagt: „Was? Einer? Hunderte!"

Das Thema wird leidig

Die Kinder essen bunt gemischt Kirschen, Oliven, Wassermelone und Ravioli zum Mittagessen, während wir grünen Salat, Oliven und Tomaten essen. Die Tomaten schmecken hier einfach nach richtigen Tomaten, ganz köstlich! Stephan isst dazu noch Jamón serrano, und Emilia fragt, ob das glückliche Schweine waren, dann aber wartet sie die Antwort aus irgendeinem Grund nicht mehr ab.

Als wir später alleine sind, sage ich ihm, dass er ja noch mal um die Antwort drum herumgekommen sei, woraufhin er nur genervt sagt: „Ermüdend, immer dasselbe Gespräch zum Essen." Wobei ich mir

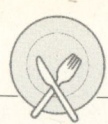

verkneife zu sagen, dass er eigentlich vor einiger Zeit davon gespro-chen hatte, nur noch „glückliche" Tiere essen zu wollen und sich sogar einen Bauernhof suchen wollte, der selbst schlachtet. Stattdessen spricht er davon, dass Serrano-Schinken ein Exportprodukt sei und die Spanier schon darauf achten würden, dass es sich dabei um ein gutes Produkt handele. Aha! Was bedeutet das nun wieder für die Tiere?

Mich stören diese Gespräche ja selbst. Ich will ja gar nicht, dass die Kinder ständig darüber nachdenken. Ich denke, sie werden erst nicht mehr darüber sprechen, wenn wir eine klare Position gefunden haben und nicht mehr selbst ständig darum kreisen.

Auch zum Strand möchte Emilia nicht so gerne fahren, weil wir dann angeblich immer streiten, wohin wir zum Mittagessen gehen. Interes-sant finde ich, dass sie die Diskussion um die Auswahl des Restaurants schon als Streit empfindet.

Beim Abendessen herrscht trotz (vielleicht auch wegen) dieses kleinen Zwischenfalls eine sehr entspannte Atmosphäre beim Essen – kein Wunder, diese Finca ist wirklich das Paradies mit herrlicher Aus-sicht, in der Ferne ist das Meer zu sehen. Es ist eben Urlaub, wir haben eine schöne Zeit – sogleich bin ich nicht mehr so besorgt ums Essen.

Nachtrag: Stephan liest einige Monate später mein Manuskript und fragt mich, ob er diesen Quatsch mit dem spanischen Exportprodukt wirklich gesagt habe. Dabei schüttelt er über sich selbst den Kopf.

Ameisenstraße, Quallen und Stechmücken

Beim Spaziergang beobachten wir eine lange Zeit eine Ameisen-straße, die quer über der Straße vor der Finca verläuft. Emilia sorgt sich sogleich, dass wir die Tierchen ja überfahren, wenn wir das nächste Mal mit dem Auto fahren. Sie war übrigens schon immer von sich aus sehr mitfühlend mit allen Lebewesen. Stephan scherzt, dass wir die Ameisen ja ganz dolle erschrecken oder sie laut anschreien und anhupen könnten. Wir lachen alle und denken nicht weiter darüber nach – letztlich aber sind wir mit so vielen Dingen durch unser bloßes

Dasein eine Zumutung für Tiere und Umwelt. Ich bin froh, dass Stephan da immer ein Stück Leichtigkeit in unsere Familie bringt.

Wenn auch nicht die Ameisen, so rettet Emilia am Nachmittag gestrandete Quallen und wirft sie zurück ins Meer: „Die sind ja so süß!" Auch den Stechmücken gefällt es auf der Finca sehr gut. Sie zu töten ist mir früher gar nicht schwer gefallen – im Gegenteil. Ich hatte ein echtes Killergen, das ist mir wohl inzwischen abhandengekommen. Emilia hat nichts gegen ein paar Stiche, sagt sie. Auch Richard ist bereit, sich stechen zu lassen. Sie verstehen nicht, dass ich im Kinderzimmer dennoch auf Jagd gehe. Wir diskutieren darüber unter welchen Umständen ich auch größere Tiere töten würde. Wenn sie meine Kinder bedrohten beispielsweise, erkläre ich ihnen. Daraus ergibt sich Emilias Vorstellung von einem Stier, der auf uns zurennt und den ich dann wohl angreifen würde. Ich kann verstehen, dass sie meine Stechmückenjagd zum Nachdenken bringt.

In der Nacht wache ich auf von dem Gesumse – statt mich zu ärgern, stehe ich auf und schreibe eine wirklich nette Geschichte über eine Stechmücke namens Jorge. Seitdem erschlage ich keine Insekten mehr.

Spanische Ausnahmen

Im Strandrestaurant bekommt Emilia ein Spiegelei serviert, das mir gar nicht geheuer ist. Ich hoffe aber, dass es reicht, wenn sie mit Appetit rangeht. Ich mache gleich zwei Ausnahmen: Einmal nehme ich Salat mit gebratenem Ziegenkäse, mit der „Ausrede", dass Ziegen ja besser gehalten werden (die Recherche findet ja glücklicherweise erst nach dem Urlaub statt), und am Abend esse ich dann auch noch Manchego, weil weder Stephan noch Emilia ihn essen und er am Ende ja auch nicht weggeworfen werden soll. Muss ich mir um meine vegane Gesinnung Sorgen machen? Beim Salat am Mittag ist wirklich das spärliche Angebot das Problem. Ich will nicht schon wieder nur Pommes, Oliven und Pimientos essen. Außerdem stelle ich mir die Frage: Muss ich hier irgendwem was beweisen? Ihnen als Leser? Ich

beschließe, dass es nun mal so ist, wie es ist. Am Nachmittag aber entdecke ich im Bücherregal der Finca Ruediger Dahlkes Buch „Woran krankt die Welt?". Nach dem Lesen seiner Gedanken zum guten Vorbild-Sein und wie „Felder" auf den Menschen wirken, dass wir letztlich selbst in unser Bewusstseinsfeld eingreifen und damit auch als Vorbild für andere ein Feld bereiten können, bin ich plötzlich wieder motivierter, auch was das Schreiben des Buches angeht. Ich will einfach zeigen: Vegan geht – auch mit Familie. Selbst wenn nicht alle ausnahmslos folgen. Wir können niemand anderen, nur uns selbst verändern. Natürlich könnten wir es unseren Kindern auch einfach vorschreiben, was sie zu essen haben, oder aber ihnen emotional so zusetzen (die armen Tiere!), dass sie sich nicht mehr trauen, ohne zu fragen, in irgendetwas reinzubeißen, aber ich spüre, dass das nicht mein Weg ist. Außerdem kämen sie dabei vielleicht auch in einen Gewissenskonflikt, weil ihr Vater sich nun mal anders ernährt. Vielleicht ist das in Ihrer Familie anders? Vielleicht ist Ihr Mann oder Ihre Frau Ihrer Ansicht, und Sie ziehen es gemeinsam durch oder aber Sie stoßen auf viel größeren Widerstand, und Ihr Partner hält gar nichts davon, dass Sie Ihren Kindern nichts Tierisches mehr zu essen geben möchten. Egal wie – Sie müssen Ihren Weg finden, der in Ihrer Form nur für Ihre Familie passt.

Ich jedenfalls merke, dass ich keinen Machtkampf daraus machen möchte und daher Kompromisse eingehe. Aus dem unfassbar leckeren Süßwarenregal des spanischen Supermarktes (ich weiß noch genau, wie ich es früher geliebt habe, in fremden Ländern die Süßwarenabteilung zu durchstöbern) dürfen sich die Kinder eine Sache aussuchen. Fast wäre ich bei der Schokolade schon wieder schwach geworden, habe dann aber sogar eine milchfreie Schokokekspackung entdeckt – die probiere ich jetzt mal aus.

Veganes Feld

Wir beschließen, ab jetzt auch zu Hause morgens erst mal Obst zu frühstücken. Mal schauen, wie weit wir mit unseren Vorsätzen kommen. Mittags essen wir in Tarragona (eine wirklich bezaubernde kleine Stadt) in einem sehr netten kleinen Restaurant. Ich esse Taboulé mit Rosinen, Emilia warmes Käsebaguette, Richard Tortilla – der Laden ist ästhetisch, und ich denke nicht über die Milch und die Eier für die Kinder nach. Aber wenn ich nun darüber schreibe, fällt mir auf, wie viel tierisches Eiweiß wir doch im „Normalfall" so zu uns nehmen. Eine weitere Ausnahme mache ich selbst, als wir einen sensationellen Laden entdecken: geeister Joghurt mit verschiedenen Toppings. Ich nehme immerhin Frucht- und nicht Schokosauce und Zartbitterschokonüsse, aber natürlich bleibt Joghurt Joghurt. Ich mag einfach nicht verzichten. Ich stelle fest, dass eine Ausnahme bei mir eine Lawine von Ausnahmen mit sich bringt. Hat es mit den „Feldern" zu tun, von denen ich gerade in Ruediger Dahlkes „Woran krankt die Welt?" lese? Als Beispiel nennt er die New Yorker Polizei. Sie hat es geschafft, die Kriminalitätsrate zu senken, indem sie sich auf das Sauberhalten der Stadt konzentrierte: Kaputte Fenster wurden sofort repariert, jedes Grafitti sofort gesäubert. Die Sauberkeit und Ordnung führten dazu, dass das Feld für Kriminalität kleiner wurde.

Dieses Phänomen kennt, glaube ich, jeder von sich selbst: In Toiletten, in denen es sauber aussieht, gibt man sich eher Mühe, den Papierkorb für das Papierhandtuch zu treffen, als in einer versifften Autobahnparkplatz-Toilette. Hier in Spanien empfinde ich kaum ein „veganes Feld" – ist das der Grund warum ich mich so „gehen lasse"?

Diese Joghurteisdiele jedenfalls ist der Hammer. Wer noch auf der Suche nach einer guten gastronomischen Geschäftsidee in Deutschland ist, den kann ich nur bitten, so etwas als vegane Variante bei uns anzubieten.

Der Urlaub geht zu Ende

Nicht mal Pimientos hat das Restaurant, in dem wir an unserem letzten Urlaubstag essen, na prima. Also esse ich Oliven und die Pommes der Kinder, danach aber ein großes Sojaschokoeis.

Auf der Terrasse der Finca genießen wir dann noch einmal ein letztes leckeres Abendbrot mit Tomaten und Avocado und dem besten Olivenöl, das ich bisher kennen gelernt habe, direkt aus der Region von El Vendrell.

Nach einer Woche merke ich auch, wie das Weißbrot langsam an meinem Bauch zu haften beginnt – es wird höchste Zeit für das durch nichts zu ersetzende gute deutsche Vollkornbrot!

Geht's den Ziegen wirklich besser?

Zurück in Deutschland spüre ich förmlich, wie mich das vegane Feld wieder umgibt, und habe gleich Lust, Brot zu backen, entschließe mich dann aber, mit dem köstlichen Abschiedsgeschenk der Finca-Nachbarin, Aprikosen aus dem eigenen Garten, einen Kuchen zu backen. Außerdem mache ich mich nun auch an die Ziegen-Recherche, denn ab heute ist Schluss mit Schönreden.

Ich erfahre über den Verein „PROVIEH", dass zwar in Deutschland noch nicht so viele Ziegen gehalten werden, etwa 150.000, aber die Nachfrage nach Ziegenmilch steigt. Auch Ziege und Zicklein werden meist nach spätestens fünf Tagen voneinander getrennt, und auch für die männlichen Nachkommen der Ziege sieht es nicht gut aus. Da die Tiere für die Milch-, nicht für die Fleischproduktion gezüchtet sind, haben die Böcklein zu wenig Fleischansatz. Sie können also weder zu Milch- noch zu Fleischlieferanten heranwachsen und taugen zu keinerlei wirtschaftlichem Zweck. Was passiert folglich mit ihnen? So viel haben wir inzwischen schon aus den Einblicken in die Tierindustrie gelernt. Deshalb wundern wir uns an dieser Stelle wohl alle

kaum mehr darüber, dass es nach Aussagen von Brancheninsidern in der industriellen Ziegenhaltung nicht ungewöhnlich ist, die überzähligen Lämmer unmittelbar nach der Geburt zu töten.

Manchmal wünsche ich mir, dass ich hier nicht an einem Erfahrungsbericht, sondern an einem Science-Fiction-Roman schriebe.

Bio und Demeter

Von der Hoffnung, dass es „Bio"-Tieren besser geht als ihren konventionellen Artgenossen, verabschiedet sich jeder spätestens dann, wenn er sich die Internetseite des Vereins „Animal Rights Watch" über Biowahrheiten einmal anschaut. Über die Haltung von Bioschweinen erfahre ich dort zum Beispiel, dass einem Mastschwein laut EG-Öko-Verordnung 2,3 qm Platz im Stall zugestanden werden. Bioschweinemütter werden in enge Abferkelbuchten gesperrt und stehen teilweise im tierquälerischen Kastenstand, die sogenannten „Ausläufe" für Bioschweine sind oftmals enge Betonbuchten. Die Tiere leben in ihrem eigenen Kot, und ihr Sterben ist genauso grausam und tierquälerisch wie das ihrer „konventionellen" Artgenossen. Der Verein folgert daraus, dass Biofleisch keine wirkliche Alternative für echte Tierfreunde sei. Wie meint mein lieber Freund Marco so schön, als ich ihm den Link zu den unangenehmen Wahrheiten maile? „Ich hab's nicht angeschaut, ich kann mir schon denken, was dort steht, und mein Gefühl sagt mir, dass es die Wahrheit ist."

Leider gibt es zur Bestätigung dieses Gefühls unzählige Beweismaterialien. Das Internet ist voll von Fotos, Erfahrungsberichten und Aufnahmen auf Höfen oder in Schlachthäusern. Manche Aufnahmen wurden von Animal-Rights-Watch- oder PETA-Tierschützern undercover gemacht, viele aber sind völlig legal entstanden, und die zuständigen Stellen wussten, dass gedreht wurde. Sie haben ja auch nichts

zu befürchten. Was dort mit den Tieren passiert, ist gesetzlich nicht verboten. Konventionelle wie Biokühe werden am Strick gehalten, auch den Biohühnern werden die Schnäbel gekürzt (was für Hühner ungefähr so schmerzhaft ist wie für uns die Entfernung des Kiefers) und auch Biorinder werden ohne Betäubung enthornt, obwohl in den Hörnern Nerven enden.

Mich interessiert, ob das auch für die Königsklasse der Biobauern gilt, für Demeter-zertifizierte. Bei meiner Recherche finde ich bei der Biomarke „Demeter" einen Vergleich zwischen EG-Öko-Verordnung und Demeter, der zeigt, dass Demeter in allen Punkten mehr bio ist als das EU-Bio-Label. Auch die Tierhaltung wird in diesen Vergleich einbezogen.

Entscheidender Vorteil für Rinder, die auf Demeter-Höfen gehalten werden, ist, dass sie nicht enthornt werden dürfen. Außerdem sind hörnertragende Rassen bei Demeter-Betrieben für Milchvieh vor-geschrieben, somit sind genetisch hornlose Rassen nicht erlaubt. Auch beim Transport der Tiere gibt es einen Unterschied. So formuliert die EG-Öko-Verordnung die Bedingung, der Tiertransport solle „mit wenig Stress" einhergehen (wobei ich mich frage, wer die Stressmenge definiert), während Demeter kurze Transportwege und den Transport von Schlachtkörpern statt von lebenden Tieren „anstrebt". Die Ent-fernung zur Schlachtstätte bleibt dabei unter 200 km.

Für mich bleiben nach dem Lesen dieses Vergleiches einige Fragen offen. Mal abgesehen davon, dass ich maximal 200 km für den Trans-port zum Schlachter nicht gerade wenig finde (wie weit werden denn dann die anderen gefahren?), stelle ich deshalb der Pressesprecherin von Demeter, Renée Herrnkind, meine offenen Fragen per E-Mail. Bevor ich Ihnen diese Fragen und ihre Antworten vorstelle, möchte ich gerne noch eines loswerden. Ich bin ein großer Fan von Demeter und ich will ganz gewiss nicht diejenigen, die sich nach meinem Gefühl

noch am meisten um das Wohl der Tiere bemühen, in die Pfanne hauen, aber ich finde, wir sollten uns auch nicht länger auf dem „Bio"-Kissen ausruhen und alle Fakten kennen. Wie wir uns danach entscheiden, bleibt jedem selbst überlassen.

Aber nun zu den Antworten, die ich von der Pressestelle auf meine Fragen erhalten habe. Ich stelle beides erst einmal unbewertet zusammen:

Gibt es Richtlinien bezüglich der Kühe, was das Säugen der Kälber bei der Mutter angeht?

„Wie lange die Kälber bei der Mutterkuh bleiben, ist in den Richtlinien nicht festgelegt. In der Regel sind das einige Tage. Danach erhalten die Kälber auf biodynamischen Höfen die Kuhmilch im Tränkeimer. Allerdings wird dieses Anliegen bei den Demeter-Landwirten diskutiert, und es gibt erste Bestrebungen einer muttergebundenen Aufzucht. Auf manchen Betrieben wird auch Ammenkuhhaltung praktiziert."

Gibt es eine Richtlinie, die die Strickhaltung von Kühen verbietet?

„Es gibt durchaus noch Höfe, auf denen Kühe in Anbindehaltung zu finden sind. Meist sind es kleinere Höfe – und sie haben zum Teil wirklich gute Gründe für dieses Haltungssystem. Kühe schätzen es, in aller Ruhe fressen zu können – dafür gehen rund sieben Stunden am Tag ins Land. Sie kennen ihren Platz, sie gehen gern dorthin, sie schätzen den ruhigen Kontakt mit den Menschen, der dort möglich ist. Selbstverständlich brauchen sie auch das Herdenleben – und das wird durch regelmäßigen Auslauf bzw. Weidegang sichergestellt, den die Demeter-Richtlinien auch fordern. Fragen Sie Demeter-Bauern doch mal, wie viel Auslauf die Tiere haben und wann sie Weidegang bekommen. Lassen Sie sich von den Kühen berichten – die meisten Demeter-Bauern können sehr anschaulich von ihren Tieren berichten.

Demeter-Bauern halten zum Beispiel so viele Kühe, wie es zu ihrem Land passt. Denn die bieten mit ihrem Mist genau den wertvollen Dünger, der gebraucht wird, um das Land fruchtbar zu halten. Und sie bekommen das auf dem Hof gewonnene Futter und liefern dafür wertvolle Lebensmittel. Außerdem ist an Demeter-Kühen etwas ganz Besonderes dran: die Hörner. In der biodynamischen Wirtschaftsweise werden Tiere nicht nur artgerecht, sondern wesensgemäß gehalten. Demeter respektiert die Natur der Tiere und damit auch ihre Hörner. Kühe mit Hörnern geben vollwertige Milch. Sie wird selbst von Menschen vertragen, die auf herkömmliche Milch allergisch reagieren. Und, ganz nebenbei, sagt man Demeter-Milch nach, dass sie besser schmeckt."

Gelesen habe ich, dass auf Demeter-Höfen das Enthornen der Kühe, das Kürzen des Schnabels bei Hühnern und Schneiden der Schwänze bei Lämmern verboten ist. Wie sieht es mit dem Coupieren bei Schweinen aus?

„Coupieren bei Schweinen ist nach Demeter-Richtlinien verboten."

Was passiert mit den männlichen Küken?

„Es gibt bei uns in Deutschland, soweit uns bekannt ist, im gesamten Ökolandbau keine brauchbaren Zweinutzungsrassen, bei denen die männlichen Küken in größerem Umfang zur Mast verwendet werden können. Das ist noch eine gemeinsame Aufgabe des Ökolandbaus für die Zukunft! Aber: Wir haben als einziger Verband die Demeter-Elterntierhaltung eingerichtet. Die Eier von diesen Elterntieren werden in einer in die EU-Kontrolle einbezogenen Brüterei ausgebrütet, die Junghennen auf Demeter-Betrieben aufgezogen. Damit haben wir die stark arbeitsteilige Wirtschaft wieder ein gutes Stück zusammengebracht. Wir haben zumindest von den Elterntieren an Demeter-Aufzuchtbedingungen, d. h. richtliniengemäße Haltung und Fütterung. Diese „Umweltwirkungen" werden den Jungtieren mitgegeben und

kommen einer stressärmeren Haltung zugute. Außerdem geht das ‚Bruderhahn-Projekt' auf die Initiative des Demeter-Landwirts Carsten Bauck zurück. Dabei werden alle für die Eierproduktion gebrüteten Tiere aufgezogen."

Wie lange geben die Kühe im Schnitt Milch und was passiert anschließend mit ihnen?

„Wann die Kühe geschlachtet werden, entscheiden Demeter-Landwirte und -Landwirtinnen aus eigener Verantwortung. Allerdings können wir aus vielen Kontakten mit Demeter-Erzeugern sagen, dass es gerade im biodynamischen Landbau viele Herden mit Kühen mit stolzem Alter gibt, die immer noch gemolken werden, Kälber auf die Welt bringen und so uns Menschen dienen."

So viel zur E-Mail. Ich weiß nicht, was nun in Ihrem Kopf passiert, ich jedenfalls hätte mir aus den Sätzen noch vor einigen Monaten gerne die Rosinen rausgepickt und mich auf das Nicht-Coupieren der Schweineschwänze, das „Bruderhahn-Projekt" und die Kühe mit stolzem Alter gestürzt. Einfach, weil ich so gerne glauben wollte, dass es ausreicht, mehr Geld auszugeben, um mir damit Produkte von glücklichen Tiere erkaufen zu können.

Inzwischen fallen mir die vielen anderen Informationen auf, die mir zeigen, dass ich ganz einfach nicht mehr möchte, dass mir ein Tier per se „dient" oder dass ich dafür verantwortlich bin, dass Menschen entscheiden dürfen, ob es für eine Kuh gut ist, am Strick angebunden zu sein, oder aber, dass ein Tier für mich getötet wird. Diesen Preis empfinde ich als zu hoch, und den bezahlen auch Tiere auf Demeter-Höfen.

Wenn Menschen wirklich nicht auf Tierisches verzichten können oder wollen, dann ist es für mich gefühlt die beste Lösung, Demeter-Zertifiziertes zu kaufen. Zum einen, weil diese Marke im Vergleich zu konventionellen und „nur" EG-Öko-Verordnungs- Lebensmitteln die höchsten Umweltschutzstandards hat, aber auch, weil der Biss in ein

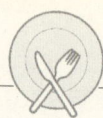

Stück Fleisch vom Demeter-Tier oder das Trinken der Milch teurer ist und schon alleine deshalb in den meisten Fällen wohl bewusster geschieht. Vielleicht sind viele der Tiere dort wirklich glücklicher, und sicherlich haben wir derzeit auch wirklich andere Baustellen. Im Vergleich zur Massentierhaltungshölle mag es auf vielen Höfen ein Paradies für Tiere sein. Ich möchte einfach verhindern, dass wir es uns zu leicht machen, indem wir vielleicht die Thematik nicht zu Ende denken oder besser gesagt zu Ende fühlen.

Vielleicht fühlt es sich für ein Massentierhaltungsschwein wirklich schlimmer an, im eigenen Kot gebären zu müssen, als es sich für eine Demeter-Kuh anfühlt, am Strick gehalten zu werden oder das Kälbchen abgenommen zu bekommen. Aber hätten Sie selbst diese Wahl, würde es sich für Sie dann nicht anfühlen wie die Wahl zwischen Pest oder Cholera? Ich für mich jedenfalls finde es moralisch einfacher, bei der Tierhaltung nicht mehr zwischen konventionell, bio oder Demeter unterscheiden zu müssen und dabei niemals ganz sicher sein zu können, ob sich hinter Fleisch, Mich und Eiern nicht vielleicht doch ein unglückliches Tier verbirgt.

Jetzt ist Wein auch noch mit Gelatine?

Während ich mich auf meine Sendung vorbereite, verfolge ich mit halbem Ohr ein Interview, das meine Kollegin im Fernsehstudio in Leer aufzeichnet und das zeitgleich über unseren Monitor in der Redaktion zu sehen ist. Sie spricht mit dem veganen Koch Jérôme Eckmeier. Darin erfahre ich bruchstückhaft neue Dinge, von denen ich bisher nichts geahnt hatte. Ich höre etwas von Schweinegelatine in Wein und Fruchtsäften. Daraufhin nehme ich mit vor, den Koch anzurufen, um ihn zu fragen, ob das auch für Bioweine gilt. Das müsste doch irgendwo deklariert werden – ebenso auf Fruchtsäften. Na ja, inzwischen bin ich mir gar nicht mehr so sicher bei all dem, was foodwatch,

der Verein, der sich mit den Rechten von Verbrauchern und der Qualität von Lebensmitteln auseinandersetzt, so an nicht-kennzeichnungspflichtigem Lug und Trug aufdeckt. Wenn ich Jérôme Eckmeier erreicht habe, werde ich berichten.

Der Einkaufsbuddy

Der vegane Koch erzählt im Interview auch von einem sogenannten Einkaufsbuddy. Na, hätte ich das am Anfang mal gewusst. Ihnen möchte ich diese Information natürlich nicht vorenthalten. Sie oder er kann Sie bei Ihren ersten veganen Einkäufen an die Hand nehmen. Der Buddy zeigt Ihnen auch, worauf Sie beim Etikett achten müssen. Ich weiß noch, wie erstaunt ich anfangs darüber war, dass in so vielen Produkten Milchpulver enthalten ist. Cremes, die wirklich lecker und vegan klingen (Macadamiacreme zum Beispiel), hätte ich gerne mal statt Schokoaufstrich ausprobiert.

Aber auch in dieser Hinsicht habe ich jetzt etwas Tolles gefunden: einen Aufstrich, der immerhin als erste Zutat Nüsse, nicht Zucker, hat und weder Butter noch Milchpulver enthält: „Chocoreale duo". Das Glas ist mit 3,99 € zwar ziemlich teuer, aber dafür zweifarbig und bio und eine Abwechslung zum ewigen Zartbitter-Schokoaufstrich.

Vegane Schifffahrt

Am Abend verbringen Stephan und ich einen lustigen Grillabend auf der Schifffahrt, die eine Bremer Medienvereinigung organisiert. Bei dem relativ hohen Eintrittspreis haben wir im Vorfeld lieber schon mal gefragt, was es denn wohl alles zu essen gibt. Denn um nur Baguette zu essen, wäre mir das Geld zu schade. Für mich gibt es aber erfreulicherweise gegrilltes Gemüse, Folienkartoffel, Salat und Vinaigrette.

Stephan isst Würstchen und Geflügel, obwohl völlig unklar ist, woher dieses Fleisch stammt. Aber ich weiß dennoch, dass ihm das Thema überhaupt nicht egal ist. Er als Chefredakteur von „heimatLIVE", dem Sender, für den ich auch arbeite, ist nämlich verantwortlich dafür, dass Jérôme Eckmeier nun regelmäßig in unserem Fernsehprogramm kocht.

Auf unseren Tellern liegen an diesem Abend zwar verschiedene Dinge, aber wir sprechen doch dieselbe Sprache und trinken Weißwein. Ich bin recht froh, dass ich den veganen Koch noch nicht angerufen habe, und gehe davon aus, dass in diesem Pinot Grigio nun keine Gelatine enthalten ist. Wie herrlich ich mich doch selbst überlisten kann nach dem Motto: „Was ich nicht weiß, macht mich nicht heiß."

Verrückte laktosefreie Welt

Mit Sicherheit kennen Sie in Ihrem Umfeld mindestens eine Person, die eine Milchunverträglichkeit hat. Als diese Unverträglichkeiten immer häufiger wurden, hätten wir uns doch eigentlich beim lieben Gott oder beim Universum oder beim großen Ganzen bedanken dürfen, dass wir einen dezenten Hinweis erhalten haben und nun beginnen können zu hinterfragen, ob der Milchkonsum, wie wir ihn heute leben, vielleicht für niemanden gut ist: weder für unsere Gesundheit noch für die Tiere noch für unsere Umwelt.

Was macht der moderne Mensch stattdessen? Er versucht, schlauer zu sein als die Natur, findet heraus, was in der Milch die Unverträglichkeit verursacht, und entzieht ihr die Laktose. Die Erfinder dieses Prozesses, Ollie Tossavainen und Janne Sahlstein, werden sich bei ihrer Entdeckung sehr gefreut haben und sind wahrscheinlich sogar sicher, dass sie der Menschheit einen großen Gefallen getan haben. Die Menschen, die auf laktosefreie Produkte schwören, werden ihnen zweifelsohne recht geben. Ich hege eher die Befürchtung, dass nun das

Universum deutlichere Warnsignale schicken wird: z.B. die wachsende Zahl der Osteoporose-Erkrankungen oder die Tatsache, dass immer häufiger schon Kinder und Jugendliche an Diabetes Typ II, eigentlich ja Altersdiabetes genannt, erkranken. Laut „China Study" handelt es sich bei 45 % aller neuen Diabetes-Fälle bei Kindern um Diabetes Typ II. Aus diesem Grunde nennt man die Form auch nicht mehr Altersdiabetes. Dabei kann die richtige Ernährung Diabetes nicht nur verhindern, sondern die Krankheit sogar behandeln. Die „China Study" versteht unter richtiger Ernährung die vegane Ernährung und formuliert, „dass, sowohl kulturübergreifend als auch innerhalb derselben Bevölkerungen, ballaststoffreiche, vollwertige pflanzliche Nahrungsmittel vor Diabetes schützen, und fettreiche, proteinreiche, tierische Nahrungsmittel die Entstehung von Diabetes fördern."

Für mich sind wir bei der Errichtung einer laktosefreien Welt ähnlich „auf dem Holzweg" wie bei der genetischen Veränderung von Tieren, um die Probleme, die die Massentierhaltung mit sich bringt, in den Griff zu bekommen.

Kühe beispielsweise werden auf Hornlosigkeit gezüchtet. Das bringt ganz tolle ökonomische Vorteile mit sich. So wird laut Institut für Tierzucht der Bayerischen Landesanstalt für Landwirtschaft eine Wertminderung an „Haut und Schlachtkörper" vermieden, es entstehen keine Enthornungskosten und außerdem können die Kühe ihre Halter nicht mehr so gut verletzen, und das Ganze macht auch den Transport der Tiere zum Schlachthaus leichter. Tolle Sache, superbe! Geht's noch?

In der Schweinezucht ist es kanadischen Forschern gelungen, Schweine zu entwickeln, die weniger Phosphor ausscheiden – Phosphor ist nämlich umweltschädlich, weil es zur Überdüngung von Gewässern führt. Das nenne ich mal gelebten Umweltschutz.

Vielleicht könnten die Forscher ja auch noch Tiere erschaffen, die gar nicht mehr „stoffwechseln", dann hätten wir auch nicht mehr das Problem, dass wir irgendwann in der ganzen Gülle ertrinken. Argh!

Einladung zum Grillen

Meine liebe regelmäßige Interviewpartnerin Lydia lädt uns zu ihrer Einweihungsfeier am Wochenende ein. Sie fragt mich per Mail, ob wir irgendwelche besonderen Essenswünsche haben. Eigentlich müsste wohl ich sie im Vorfeld über meine Essgewohnheiten informieren, aber irgendwie finde ich das ein bisschen unverschämt und unhöflich. Wenn ich ehrlich bin, ist es aber doch viel unhöflicher, im Zweifel nur am Baguette zu nagen, weil ich nicht gesagt habe, dass ich nichts Tierisches esse. Damit lasse ich ihr ja gar keine Chance, etwas für mich Passendes zu besorgen. Es steckt wohl also eher nicht meine Erziehung zur Höflichkeit dahinter, dass ich meinen Status nicht zugeben will. Meine E-Mail-Antwort lautet: Stephan ist unkompliziert (meine Güte, ich muss wirklich an meinem Selbstverständnis arbeiten), und die Kinder und ich sind Vegetarier. Ich sei aber auch sehr genügsam und könne mich an Baguette gütlich tun. Warum mache ich das bloß? Ich glaube, ich will einfach keine Umstände machen. Wahrscheinlich will ich mich niemandem mit meiner „Anomalie" zumuten. Letztlich traue ich mich nicht zu sagen: „Ich esse nur tierfrei." Warum bloß? Ich bin doch überzeugt, das Richtige zu tun. Es ist nur so ermüdend, dauernd darüber zu diskutieren, und das passiert zwangsläufig. Ich glaube, wenn ich sagte: „Ich stehe auf brutale Sado-Maso-Spiele beim Sex", würde das nicht dieselbe Diskussion mit sich bringen.

Genau dieses Phänomen der immer wieder auftauchenden Diskussion habe ich schon erlebt, als ich meine Kinder so lange gestillt und so lange getragen habe, und auch immer wieder, wenn ich von unserem „Familienbett" erzählt habe.

Warum löst mein Verhalten, das vielleicht nicht ganz der Norm entspricht, diese Diskussionen aus? Stephan glaubt, dass es ein schlechtes Gewissen bei den anderen Eltern hervorruft, weil sie insgeheim spüren, dass ihre Kinder sich auch mehr Nähe wünschen.

Oder weil sie sich selbst und ihren Kindern gerne erlauben würden, sie in ihrem Bett schlafen zu lassen.

Mit meiner Freundin Julia in Wuppertal spreche ich über mein Problem, nicht zum Vegan-Sein stehen zu können, und sie sagt etwas sehr Erstaunliches: „Och, du machst das dann doch so selbstverständlich, dass niemand mehr etwas sagt." Ich bin zunächst überrascht über das Bild, das sie von mir hat und das sich so sehr von meinem Selbstbild unterscheidet. Aber sie spricht eben davon, wie sie mich in der Vergangenheit wahrgenommen hat – im Umgang mit einem anderen Thema. Emilia habe ich zwar noch im stillen Kämmerlein heimlich lange gestillt, aber bei Richard war ich schon so überzeugt, dass mir wirklich egal war, was die anderen sagen. Bis auf ein paar Sprüche habe ich nichts mehr zu hören bekommen. An mir prallten solche Witze dann auch ab: „Hängt der immer noch im Sack (im Tragegurt)?" oder: „Na, trinkt er immer noch Mimi?" „Mimi" stand fürs Stillen – den Wunsch nach der Brust hatte Richard nämlich auch noch, als er schon sprechen konnte.

„Sie rütteln so lange an dir, bis du feste stehst." In einem Elternratgeber, wahrscheinlich von meinem liebsten Jesper Juul, habe ich diesen Satz einmal gelesen, und er hat sich mir eingeprägt, weil er so wahr ist. Was für Kinder gilt, das gilt auch für Erwachsene. Wenn ich sicher zu meinem Vegan-Sein stehe, dann kann mich auch nichts mehr umpusten. Auch keine Einladung zu einer Einweihungsfeier. Als Antwort auf meine Unwahrheit in der „Ich bin Vegetarier und brauche auch nichts außer Baguette"-Mail erhalte ich nicht nur Lydias frotzelnde Frage, ob mir das alte Brot für die Enten reiche, sondern auch noch nebenbei die Information, dass sie diese Nahrungsmitteleinschränkungen gut kenne, schließlich habe sie vier Jahre lang vegan gelebt. Ich habe das Gefühl, das Leben selbst macht sich da ein wenig über mich lustig. Ich muss jedenfalls sehr lachen. Da eiere ich herum und mag nicht so recht raus mit der Sprache und stoße dabei auf eine Frau, die meine Erfahrung längst gemacht hat und schon viel weiter ist.

Einladung zum Latte macchiato

„Wenn du nur noch vegan isst, dann fehlen dir doch jetzt die ganzen Nährstoffe. Wie machst du das zum Beispiel mit dem Kalzium?", werde ich heute von einer Freundin gefragt. Ich führe erst gar nicht das „Milch ist nicht so ein toller Kalziumlieferant, wie wir denken, weil er dem Körper Kalzium klaut"-Argument an, das Sie schon aus der Passage „Die Milch macht´s" kennen, sondern nur, dass ich mich noch nie so gesund ernährt habe wie in den letzten beiden Monaten. Auf meine Feststellung, dass ich dadurch große Lust auf all die gesunden Dinge entwickelt habe und sie ständig essen könnte, entgegnet sie: „Na klar, dein Körper lechzt danach." So kann man es natürlich auch sehen. Ich aber denke, dass ich durch mein neues Essensbewusstsein vielleicht einfach nur viel besser auf das höre, was mein Köper mir sagt. Und der hat mir auch in Form einer Migräne deutlich zu verstehen gegeben, dass es höchste Zeit ist, dieser Freundin endlich die vegane Wahrheit zu unterbreiten.

Bei ihr hatte ich nämlich gleich einen Tag nach dem Beginn meines Vegan-Seins meine erste Ausnahme gemacht und wie immer bei unseren Treffen unseren traditionellen Latte macchiato mit ihr getrunken. Eben weil ich vor ihr nicht dazu stehen konnte. Dem war ich nicht gewachsen. Bei weiteren Treffen in den letzten Wochen habe ich mich dann immer irgendwie um den Latte macchiato herumgewunden und das, obwohl wir konkret über das Thema „vegan" gesprochen haben. Aber sie war so klar dagegen, dass es mir einfach nicht gelingen wollte. Einmal bekam ich dann eben besagten Migräne-Anfall. Erst im Nachhinein wurde mir bewusst, dass mein Körper Stress mit der fehlenden Aufrichtigkeit hatte und sich dagegen wehrte, dass ich nicht zu mir stand. Die Freundin kann nichts dafür. Es ist allein mein Film!

Heute nun nach der Grilleinladungsepisode bin ich so weit. Die Gelegenheit, ES zu sagen, bietet sich gleich beim Reinkommen in die

Küche, als sie Milch in den Topf gießt: „Mir brauchst du keine warm zu machen, ich trinke keine Milch mehr." Erst fragt sie mich erstaunt, welche Allergie ich denn nun habe, und dann: „Du bist jetzt aber nicht vegan, oder?" Als ich „Doch" antworte, macht sie ein paar Späße, aber es sind wirklich Späße. Da ich bereit bin, zu mir zu stehen, empfinde ich sie eben auch als solche. Heute fühle ich mich so weit, dass jetzt feste an mir gerüttelt werden darf und ich dennoch nicht umfalle. Ein wichtiger Tag!

Schlachthäuser aus Glas

Damit ich einen Tag in Ruhe schreiben kann, stellt mir meine wundervolle Naturkosmetikerin ihre Wohnung zur Verfügung. Sie selbst ist übers Wochenende verreist. Sie kennt mich kaum, aber manchen Menschen fühlt man sich ja gleich besonders vertraut, und so hat sie mir dieses liebe Angebot gemacht.

Manchmal frage ich mich, ob sich die Menschen besonders miteinander verbunden fühlen, die ein ähnliches Bewusstsein haben. Vielleicht ist das so, weil wir beginnen, die Verbundenheit unter allen Menschen und Lebewesen zu spüren. In jedem Fall bin ich ihr dankbar, dass ich in ihrer Wohnung die Ruhe finde, um zu schreiben. Und was leuchtet mir in Form eines Tischkalenders („365 Tage mit Hildegard von Bingen") als Erstes entgegen? Der folgende Satz: „Wenn ein Mensch zu fettes Fleisch und anderes fettes Essen oder zu blutreiche Speisen isst, wird er davon eher krank als gesund." Na, das passt doch prima.

Im 12. Jahrhundert war Hildegard von Bingen Benediktineräbtissin, und ihre Ratschläge wurden schon damals sehr geschätzt. Heutzutage findet man ihre Empfehlungen zu Gesundheit und Kräuterrezepten sogar in Fernsehzeitschriften.

Ein guter Einstieg für mich. Nach einer Runde Chakren-Yoga, einem „Klarer Geist"-Yogi-Tee und einem Brot mit Mandelmus und gelatinefreier Marmelade mache ich mich frisch ans Werk.

Meine gute Laune aber verabschiedet sich sehr schnell. Ich lese noch einmal die Broschüre „Vegan – eine kurze Information über die gesündeste Ernährung" von Dr. med. Ernst Walter Henrich. Obwohl ich die schlimmsten Passagen diesmal auslasse, verkrampft sich mein Herz, und die Tränen steigen mir in die Augen. Darin enthalten ist nämlich der Bericht einer Tierärztin, die – um Tierärztin werden zu können – ein Pflichtpraktikum auf einem Schlachthof absolvieren muss. Ihre Erfahrungen lassen die Frau regelrecht zerbrechen.

Dieser Bericht erinnert mich an ähnliche Darstellungen in dem Buch „Tiere essen" von Jonathan Safran Foer, das ich im letzten Sommer gelesen habe und das mich sehr lange nicht mehr losgelassen hat. Kein Gruselfilm der Welt ist schlimmer als der dort beschriebene Alltag in Schlachthöfen.

Vorher dachte ich – wenn ich überhaupt darüber nachgedacht habe –, die Tiere würden mit einem Bolzenschuss getötet und seien dann einfach tot. Sehr naiv.

Dass wir Tiere töten, um sie zu essen, ist das eine. Für mich inzwischen schon grauenhaft genug. Aber ich kann es mir nicht anders vorstellen, als dass selbst Fleischesser es grauenhaft finden, dass wir Tiere nach einem meist elenden Leben und langen Transporten, bei denen viele vor Stress und Enge im Wagen schon sterben, im Schlachthaus vorantreiben und sie weiterprügeln, selbst wenn ihre Beine versagen und sie es einfach nicht mehr schaffen weiterzulaufen. Währenddessen erleben sie, was mit ihren Artgenossen vorne in der Schlange passiert.

Die Arbeiter können es bei den heutigen Mengen an Tieren, die sie am Tag durchschleusen, gar nicht schaffen, alle richtig zu betäuben oder zu töten. Viele Tiere werden deshalb bei vollem Bewusstsein gehäutet und zerlegt. Bei vollem Bewusstsein!

Manche Kühe gebären kleine Kälber, während sie geschlachtet werden. Für mich ist das Schlachten einer Mutter, aus der gerade ein Baby herauskommt, das Perverseste, das ich mir vorstellen kann. Mir wird schlecht und ich schäme mich.

Aber nicht nur die Tiere leiden, auch die Menschen tun es, die wir mit unserem Fleischkonsum beauftragen, in der Hölle zu arbeiten. Es mag sein, dass dort durchaus Sadisten arbeiten, um sich austoben zu können – schlimm genug, aber ich glaube, dass nicht alle von vornherein sadistisch sind. Zumindest seitdem ich Foers „Tiere essen" gelesen habe, denn dort sind Erfahrungsberichte von Menschen zu lesen, die es nicht ertragen, dass sich ein kleines Kälbchen, das sie gleich abmurksen, an ihr Bein schmiegt. Deshalb beginnen sie, die Tiere wie Dreck zu behandeln und absichtlich zu quälen, Hühner durch die Luft zu werfen und Schweinen alles Mögliche in den Anus zu schieben. Kein Wunder, denn wer die Tiere nicht innerlich zu Dingen degradiert, sondern als Lebewesen mit seelenvollem Blick erkennt, muss doch wahnsinnig werden bei all der Angst, dem Schreien, Quieken und Entsetzen. Die Blicke der hilflosen Wesen, die nicht verstehen, warum ihnen das angetan wird, sind ganz gewiss nur zu ertragen, wenn man innerlich abstumpft.

Leider entspringen die Beschreibungen des ganz normalen Schlachttalltags nicht der blühenden Fantasie eines Jonathan Foer. Im Internet sind zahlreiche Filme zu sehen, die seine Zusammenstellung von Erfahrungen bestätigen. Aufnahmen, die bei normalen Routinekontrollen entstanden sind. Wenn selbst bei Kontrollbesuchen Tiere nicht sofort sterben, sondern am Haken zappeln und einen langen Todeskampf erleiden und sie von Schlachthausarbeitern gequält werden, dann will ich mir nicht ausmalen, was passiert, wenn gerade kein Kontrolleur zugegen ist. „Schlachthäuser aus Glas" ist einer dieser Filme. Der Film wird von Paul McCartney anmoderiert, der sicher ist:

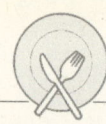

„Wenn Schlachthäuser aus Glas wären, dann wären alle Menschen Vegetarier." Vielleicht reicht es für ein Umdenken ja für viele Menschen schon, sich das Töten nicht live im Schlachthaus, sondern in einem der Filme anzuschauen. Oder eben – wie bei mir – sich ihn erst gar nicht anzuschauen.

Zu dem Zeitpunkt als ich „Tiere essen" las, war ich schon Vegetarierin. Keine Ahnung, ob ich es als Fleischesser ausgehalten hätte, es zu lesen.

Ich weiß nicht mehr, ob Jonathan Foer in seinem Buch auch schreibt, dass Milchkühen und Legehennen dasselbe Schicksal blüht, wenn sie nicht mehr leistungsfähig sind, oder ob ich es ausgeblendet habe – Stichwort: „selektive Wahrnehmung". Manchmal wollen wir eben nur sehen, was uns in den Kram passt.

Die Wahrheit unterliegt...
der Altersbeschränkung

Der Bericht in der Broschüre „Vegan" ruft in mir dieselben Bilder hervor wie im letzten Jahr das Buch „Tiere essen". Zum Glück haben sie meine Träume irgendwann wieder verlassen.

Ich frage mich nun wieder, wie viel von dieser Wahrheit wir unseren Kindern antun können. Filme aus Schlachthausvideos würden in jedem Fall nicht unter FSK 18 rausgehen. Aber auch den Kindern das Grauen vorzulesen, wäre schon zu viel: Ich stelle mir vor, wie ich meiner Tochter, die mit Insekten spricht, die folgende Passage aus der Broschüre „Vegan" vorlese:

„Und dann beginnt der Stier zu brüllen – auf dem Video deutlich hörbar: ein schauderhaftes, heiser-gurgelndes Muhen übertönt den Lärm des Schlachtvorgangs. Schließlich bäumt sich das blut-

überströmte Tier am Haken sogar noch einige Male auf. Der Schlächter, der gerade die Vorderhufe abschneidet, muss in Deckung gehen.
Der Todeskampf dauert lange Minuten. Als der Schlächter sich und
den Schlachtraum mit einem Wasserschlauch vom vielen Blut reinigt,
versucht sich das geschundene Tier mit letzter Kraft und heraus-
gestreckter Zunge zum Wasserstrahl hinüberzubeugen. Die Aufnahmen dokumentieren eindeutig: Die Tiere sind bei vollem Bewusstsein.
Sie nehmen die Umwelt noch wahr, während sie am Förderband
aufgeschnitten und zu Fleisch verarbeitet werden."

Das kann ich meinen Kindern nicht antun. Mir wird ja schon beim
Abschreiben ganz schlecht. Die Wahrheit im Detail können wir unseren
Kindern nicht zumuten, aber wir können es uns zumuten, uns zu
bemühen, ein veganes Vorbild zu sein und dieses Grauen nicht zu
ignorieren! Ganz dringend möchte ich darüber auch noch mal mit
Stephan sprechen. Ich wünsche mir, dass er sich zumindest einmal mit
dieser Grausamkeit konfrontiert und die Broschüre durchliest. Ich
merke auch, dass ich meinen Kindern gegenüber noch mal ein Stück
überzeugter auftreten werde. Nicht, indem ich ihnen sage, was sie
alles nicht dürfen und was sie alles nicht sollen, sondern mit folgender
Idee, auf die mich die PETA-Nährwerttabelle bringt.

Gemüseraussuchspiel

Auf der letzten Seite der Broschüre „Warum veggie" von PETA kids
befindet sich eine Nährwerttabelle, die alle Vitamine und Spu-
renelemente auflistet, die wir für unsere Gesundheit brauchen. Diese Liste will ich mir mit meinen Kindern vornehmen und ihnen
vorschlagen: Jeder sucht sich aus den vielen Sorten Gemüse, Obst
und anderen Lebensmitteln je drei pro Vitamin bzw. Spurenelement
raus, die sie/er mag.

Wenn also bei Vitamin A/Beta Carotin steht: getrocknete Aprikosen, Backpflaumen, Birnen, Brokkoli, Brunnenkresse, Erbsen, grünes Gemüse, Grünkohl, Karotten, Kohl, Kopfsalat, Kürbis, Mangos, Orangen, Petersilie, Pfeffer, Rosenkohl, Rübe, Spinat, Süsskartoffeln, Tomaten, Wasserkresse, kann ich für mich alles heraussuchen bis auf Rosenkohl. Als ich den Kindern zu Hause davon erzähle, steigen sie gleich mit ein und suchen sich mehr (Emilia) oder weniger (Richard) viele verschiedene Sorten Gemüse und Obst aus. Wir finden zusammen heraus, welche Vitamine für welche Funktionen im Körper wichtig sind, und ich habe das Gefühl eines erweiterten Kochspielraums, wenn ich weiß, aus welchem Pool an Essen ich schöpfen kann.

Nach ein paar Vitaminen lenkt uns allerdings irgendetwas ab, aber die Idee ist grundsätzlich trotzdem gut – finde ich.

Vitamin B$_{12}$
...die Erste

Dieses Vitamin ist das einzige, das wir nur aus Tierischem ziehen können. Da unser Vorrat im Körper daran ziemlich lange hält, mache ich mir für mich erst mal keine Sorgen darüber, die Kinder essen ja ohnehin nicht ganz vegan. Diesem Vitamin widme ich mich später noch einmal.

Zum Glück zwingen

„Manchmal muss man die Kinder eben zu ihrem Glück zwingen" – wenn ich diesen Satz bisher gehört habe, konnte ich nicht so recht zustimmen. Heute aber, nachdem ich Emilia erinnere, dass jetzt eine gute Gelegenheit wäre, mal wieder Geige zu üben, und sie daraufhin tatsächlich eine Weile spielt, sagt sie mir: „Oh Mami, zwing mich bitte zum Üben, das macht dann so einen Spaß." Ich muss sehr lachen.

Dann stelle ich mir die Frage, ob dahinter wirklich der Wunsch nach mehr autoritärer Führung steckt. Müsste ich auch beim Essen konsequenter einfach nur das auf den Tisch stellen, was ich moralisch vertretbar und gesund finde?

In den Punkten, die mir in Erziehungsfragen wirklich wichtig sind, bleibe ich sonst schon immer bei meiner Überzeugung. Zähneputzen zum Beispiel oder aber unsere Besuche im Seniorenheim fallen nie aus. Dorthin gehen wir alle zwei Wochen, um mit den Bewohnern zu singen, zu lesen oder zu spielen. Oft haben die beiden keine Lust, und manchmal muss ich mich auch aufraffen, aber es ist etwas, auf dem ich bestehe. Ich erkläre es ihnen damit, dass wir unser Kommen zugesichert haben und sich die alten Damen und Herren auf uns freuen. Sehr oft verlassen wir dann das Seniorenheim mit dem Satz: „Jetzt war es doch wieder ganz schön." Auch da muss ich uns ein wenig zu unserem Glück zwingen. Vielleicht muss ich die beiden doch auch ein bisschen mehr zu ihrem veganen Glück zwingen. Mal schauen. Ich lasse den Gedanken erst mal sacken.

Richards großer Probiertag

Und schwupps – schon der Gedanke von gestern reicht offensichtlich aus – ist Richard bereit, alles zu probieren, was ich an diesem Tag so zubereite: Artischocken zum Beispiel. Salatblätter garniert er sich mit Trauben und erklärt mir, dass das sehr gesund sei. Außerdem knabbert er den ganzen Tag genüsslich Sonnenblumenkerne.

Manchmal kann ich mich nur wundern, wie viel auf der Ebene der Energie abläuft. Ich denke nur über etwas nach, ziehe daraus Schlüsse und die Kinder reagieren darauf. Abgefahren!

Das ist wohl das, was Christina Kessler im Seminar meint, wenn sie sagt, dass wir nur für unseren Part zu sorgen haben, indem wir die Verantwortung für uns und unser Handeln übernehmen. Unsere

Aufgabe ist nur unsere eigene Innere Ausrichtung. Mehr haben wir zunächst nicht zu tun, als auf unsere innere Stimme zu hören. Ich empfinde diese kleine Episode wieder einmal als Beweis dafür.

Ich mache mir bewusst, dass ich den Kindern gegenüber klarer sein will, und schon fühlen sie sich wohl angezogen von dieser Klarheit. Eigentlich ganz einfach.

Geänderte Geschmacksnerven

Manchmal komme ich bei der Arbeit im Sender am Vormittag nicht dazu, genug zu essen, und habe dann bei der Ankunft zu Hause vor dem Kochen des Mittagessens schon so einen Hunger, dass ich erst mal eine Kleinigkeit essen muss. Früher war das meist ein Stück Schokolade oder Käse. Zwei Dinge haben sich inzwischen verändert: Erstens fühlt sich dieser Hunger nicht mehr völlig unterzuckert und fast existenziell bedrohlich an. Ich habe nicht mehr das Gefühl, dass ich flatterig werde und jetzt unbedingt was brauche, sondern vielmehr, als würde ich freiwillig fasten – ich kann nun frei wählen, ob ich noch bis zum Essen warte oder ob ich jetzt schon etwas esse. Ich fühle mich nicht mehr wie ein Opfer meiner körperlichen Bedürfnisse – klingt irgendwie schräg, drückt es aber am besten aus. Zweitens habe ich richtig, richtig Lust, in etwas Gesundes zu beißen: Oh, wie köstlich, ein Stück Gurke, womöglich sogar noch mit „Gomasio" bestreut, dieser Mischung aus Salz mit Sesam. Dieses Stück Gurke, das ich früher links liegen gelassen hätte, lasse ich mir heute förmlich auf der Zunge zergehen. Meine Essenslust hat nichts mehr mit Fleischeslust im doppelten Sinne zu tun: weder mit der Lust auf Fleisch noch mit der Lust meines Fleisches. Ich fühle mich richtig frei bei diesem Gedanken.

Adios Facebook

Es mag viele Menschen geben, die einen sinnvollen Umgang mit Facebook pflegen, ich gehöre nicht zu ihnen. Schon lange ärgere ich mich über die Zeit und Energie, die ich in dieses soziale Netzwerk investiere. Wer postet wann was bei wem, wieso antwortet auf mein posting jetzt niemand und warum antworten auf dieses so viele, und was suche ich hier eigentlich genau? Krankhaft oft logge ich mich am Tag ein, manches amüsiert mich, am Ende aber ärgere ich mich meist über mich selbst. Heute endlich übernehme ich die Verantwortung für mich und melde mich ab. Ja, bei mir geht irgendwie nur die radikale Methode – so wie mit dem Handy.

Auf Facebook selbst ist das Adios-Sagen übrigens gar nicht so einfach. Über die Google-Suche „facebook Konto löschen" aber bekomme ich sofort den Link mit der Erklärung, wie es geht. Damit Junkies wie ich es sich vielleicht doch noch einmal anders überlegen, dauert es zwei Wochen bis zur endgültigen Löschung des Kontos. Bis dahin muss man richtig aufpassen, dass man sich nicht versehentlich noch mal einloggt, denn prompt ist das gesamte Konto wieder da, als wäre nichts gewesen. Spannend finde ich auch, dass sonst jeder Schritt bei Facebook dokumentiert wird, die Tatsache „Jumana Mattukat hat ihr Konto gelöscht" aber schön unter den virtuellen Tisch fallen gelassen wird. Es könnte ja Nachahmer mit sich bringen.

So wie auch ich mich durch meinen Freund Marco ermutigt gefühlt habe. Er hat sich schon vor Längerem einfach abgemeldet und lebt immer noch. Als ich ihm von meinem Vorhaben erzähle, prophezeit er mir: „Du wirst nichts vermissen." Schon kurz nach dem Löschen fühle ich mich regelrecht befreit und schreibe Marco: „Ich fühle mich so befreit, das würde ich jetzt gerne bei Facebook posten."

Aber mal im Ernst – und damit nun auch zur Erklärung, was das Löschen des Facebook-Kontos an dieser Stelle mit dem Vegan-Sein

zu tun hat: Selbst wenn ich nicht mehr sage, als dass ich mein Konto gelöscht habe oder dass ich vegan bin, bewirkt das etwas in meinem Umfeld. Wenn ich noch dazu ausstrahle, wie gut es mir damit geht, und keinen Mangel leide, dann könnte es sein, dass in anderen ein Prozess angestoßen wird. Mindestens aber löst es irgendeinen Gedanken aus. Oft vielleicht einfach nur: „Die ist bekloppt", manchmal aber ganz gewiss ein kurzes Nachdenken über eigene Gewohnheiten. Die Antworten meiner Gesprächspartner lassen diese Vermutung zu. Meist erklären sie mir, warum sie immer übers Handy zu erreichen sein müssen, dass sie Facebook sinnvoll und in gesundem Maß nutzen und warum vegan für sie nicht in Frage kommt. Ich glaube, dass es tatsächlich gute Gründe gibt, ein Handy zu besitzen, bei Facebook angemeldet zu sein und womöglich sogar, sich gegen vegan zu entscheiden. Einmal über Gewohnheiten bei der Mediennutzung und beim Essen nachzudenken aber, statt es einfach nur so wie immer zu machen oder wie alle es tun, kann doch auf keinen Fall schaden.

Nachtrag: Nach einigen Monaten Facebook-freier Zeit traue ich mir heute die Rückkehr zu, um nun bewusst die Vorteile der Vernetzung zu nutzen, ohne mich von den Nachteilen auffressen zu lassen.

Kompetente Verbraucher der Zukunft

Emilia ist schon jetzt eine kompetente Verbraucherin, wie automatisch geht ihr Blick auf die Zutatenlisten. Einerseits kommt in mir wieder mal der Gedanke auf: „Das arme Kind, schon jetzt so erwachsen." Andererseits aber glaube ich, dass auf unsere Kinder große Aufgaben warten und sie in der Zukunft solch ein Wissen sehr gut gebrauchen können. Es ist gar nicht zu verhindern, weil Stephan und ich es vorleben. Sehr froh bin ich auch darüber, dass Fernsehwerbung bei uns zu Hause ganz einfach nicht zu sehen ist und damit auch keine Werbung für Lebensmittel. So kann sie auch keine Wünsche in meinen

Kindern wecken, die wir ihnen ohnehin nicht erfüllen würden. In diesem Punkt stimme ich ganz klar dem Autor Michael Pollan zu, für den eine der 64 Grundregeln zum Essen lautet: „Meide Lebensmittel, die du aus der Fernsehwerbung kennst!" Wer so viel Geld für Werbung ausgebe, spare seiner Meinung nach an der Qualität der Produkte.

Irgendwie habe ich auch das Gefühl, dass die Kinder unserer Zeit anders sind, als wir es als Kinder waren. Manchmal war es bestimmt gut, dass wir nicht so ernst genommen wurden, und es hat auch bestimmt etwas Beruhigendes für Kinder zu hören: „Das musst du nicht wissen" oder: „Das geht dich nichts an", immerhin muss man sich dann nicht um alles Sorgen machen, aber wir waren eben zu einer anderen Zeit Kinder.

Ich weiß nicht, ob es daran liegt, dass wir unsere Kinder ernster nehmen, oder daran, dass die Zeit ernster ist, oder daran, dass es evolutionstechnisch dran ist, aber sie haben sich verändert. Das bestätigt auch Richards Erzieherin in gewisser Weise, die sagt, dass es Gespräche über vegetarisches Essen im Kindergarten beim Frühstück früher nicht gegeben habe, und sie erzählt eine ganz niedliche Anekdote: Zwei Jungs spielten zusammen, der eine sagte: „Lass uns Angeln spielen." Der andere antwortete: „Nein, das geht nicht. Dann tun doch Morten die Fische wieder so leid."

Vegane Burger

Heute mache ich vegane Burger aus Packungs-Dinkelbratlingen. Einfach, gesund und es schmeckt. Reaktion: „Mami, kann ich den heute Abend noch mal haben?" Die Kinder werden zusehends veganer. Geht doch! (Das Rezept finden Sie übrigens auch in der Rezeptesammlung.)

Entspannte Mariana

Die Kinder und ich verbringen ein Wochenende mit meinen Freundinnen Julia aus Berlin und Sabine und Mariana aus Wuppertal und ihren Kindern im Yogahaus. Dort sind alle Gerichte am Buffet mindestens vegetarisch, viele auch vegan, und ich erlebe, wie entspannt Mariana damit umgeht, dass ihre Kinder durchaus tierische Produkte auf ihren Teller laden. Sie sagt dazu nämlich gar nichts und grämt sich offensichtlich überhaupt nicht. Plötzlich klingelt bei mir mal wieder das „Entspann dich doch mal, Jumana. Warum bloß machst du dir und den Kindern so einen Stress?" Aber auch dafür verurteile ich mich nicht, sondern erkläre es mir damit, dass ich eben noch sehr viel mehr im Prozess der Umstellung stecke als sie. Dennoch tut es gut zu sehen, wie man auch als überzeugte Veganerin damit umgehen kann. Wäre ich noch bei Facebook, würde ich der ganzen Situation und dem, was ich daraus mache, ein „I Like" verpassen.

Der Zirkusmann

Heute Mittag klingelt ein Mann vom Zirkus an unserer Tür. Er will Geld sammeln für die Tiere. Ich erkläre ihm, dass ich nichts davon halte, dass Tiere für den Zirkus benutzt werden. Er versucht zu erklären, dass es ja solche und solche Zirkusse gebe. Ich lasse ihn nicht wirklich ausreden, sondern sage mit Nachdruck, dass ich es grundsätzlich nicht in Ordnung finde, wenn Tiere zur Unterhaltung im Zirkus eingesetzt werden. Zugegebenermaßen bin ich ziemlich unfreundlich und weise ihn barsch ab, bei Fremden an der Tür beschleicht mich ohnehin immer sofort das Misstrauen, dass die Kinder und ich gleich überfallen werden. Sein trauriger Blick ruft dann am Ende doch noch Mitgefühl bei mir hervor, und so wünsche ich ihm: „Alles Gute dennoch für Sie!"

Seine Antwort: „Das kann ich brauchen." Übrig bleibt ein schaler Nachgeschmack. Da haben wir ihn ja, den Zirkusmann, den ich als Gegenargument bei der Episode über Zirkustiere („Nicht nichts tun") bereits theoretisch ins Feld geführt habe. Ich versetze mich in seine Lage: Wie fürchterlich muss es sein, bettelnd von Haus zu Haus zu gehen und immer wieder abgewiesen zu werden? Dazu die fragenden Augen meiner Kinder: „Wieso ist unsere sonst so mitfühlende Mami plötzlich so herzlos?" Ich versuche, es den Kindern zu erklären – mit der Betonung auf „versuche". Letztlich habe ich den armen Mann ja nicht mal ausreden lassen. Liegt es wirklich an meinem generellen Misstrauen Haustürgeschäften gegenüber oder will ich einfach mein Bild vom Zirkus nicht verändern? Eine Gratwanderung zwischen Konsequenz und Sturheit.

Sie stellt sich auch ein als wir für unsere Redaktion Gratiseinladungen zum Zirkus bekommen. Mir ist zwar klar, dass ich nicht selbst hingehen möchte mit den Kindern, gleichzeitig frage ich mich aber, ob ich meine Karten an Eltern verschenke, die ohnehin vorhaben, den Zirkus zu besuchen. Der Gedanke kommt mir absurd vor, und ich werfe die Karten in den Müll. Wenn jemand in den Zirkus gehen möchte, dann soll er dafür bezahlen. Sonst steht ja am Ende noch weniger Geld zur Verfügung – und das bekommen als Erstes die Tiere zu spüren. Oder würden die Betreiber vielleicht dann darüber nachdenken, ganz auf Tiere zu verzichten? Ich weiß es nicht und halte mich durch das Wegwerfen einfach raus.

Wenn ich etwas länger über Konsequenz versus Sturheit nachdenke, komme ich zu dem Schluss, dass ich mich nicht jedes Mal neu entscheiden möchte, ob genau der Zirkus, der gerade in der Stadt weilt, nun vielleicht freundlicher mit seinen Tieren umgeht. Letztlich kann ein Wanderzirkus niemals die artgerechte Haltung eines Wildtieres bedeuten: ein Leben in Transportkäfigen, unterbrochen durch die Vorführung in der Manege. Außerdem fahren Affen nicht Motorrad, Bären balancieren nicht auf Bällen, Elefanten machen

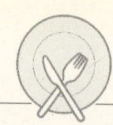

keinen Handstand – es sei denn man zwingt sie dazu. Auch der Naturschutz-Grundsatz „Was wir kennen, schützen wir eher" zieht hier nicht. Kinder und Erwachsene erfahren im Zirkuszelt ja nichts über die wirklichen Lebensbedingungen der Tiere, sondern nur, dass wir Tiere dazu bringen können etwas zu tun, das wider ihre Natur ist, wenn wir ihnen nur ausreichend Gewalt androhen und zwischendurch auch Schmerz zufügen. Schöne Familienunterhaltung!

Auch wenn mir der ein oder andere Zirkusangestellte noch so leidtut, ist das kein Grund eine Arena zu besuchen, die für mein Gefühl ein Ort der Tierquälerei ist. Ich fange ja auch nicht an, Drogen zu kaufen, weil mir die Dealer leidtun.

Zoo gleich Zirkus?

Beim Nachdenken über den Zirkus liegt das Nachdenken über den Zoo natürlich nahe. Okay, durch die vielen Informationsschildchen an den verschiedenen Käfigen lernt unser Verstand zwar etwas über die Tiere („Der Löwe ist das zweitgrößte Landraubtier Afrikas, hat eine Schulterhöhe von 100 Zentimetern und einen etwa 85 Zentimeter langen Schwanz") und ihre natürlichen Lebensbedingungen („Der bevorzugte Lebensraum des Löwen ist die Savanne"), aber was hat der Löwe denn dann im Duisburger Zoo zu suchen? Die Befürworter von Zoos argumentieren, dass nur so vom Aussterben bedrohte Arten überleben und somit die Biodiversität erhalten werden kann.

Ich bin früher sehr oft mit den Kindern in den wirklich schön angelegten Wuppertaler Zoo gegangen und habe das immer eher als praktizierende Tierliebe empfunden, aber wenn ich ehrlich bin, hat sich in mir schon damals an vielen Stellen ein Unwohlsein breitgemacht, beim Eisbären zum Beispiel: Den ganzen Tag tigerte er unruhig auf seinem Miniplatz hin und her. Er sah dabei extrem unglücklich aus. Oder aber auch bei den Löwen: Sie wurden in für

mein Gefühl viel zu engen Käfigen gehalten. Glücklicherweise haben sie jetzt ein sehr viel größeres Areal. Der Zoo selbst wirbt mit „dem größten Löwengehege, das jemals in einem deutschen Zoo gebaut wurde". Tja, und dann die Menschenaffen. Ich finde am Beispiel der Gorillas wird immer besonders deutlich, wie pervers es ist, Tiere einzusperren, um sie anzugaffen. Wenn so ein Gorilla mir tief in die Augen geschaut hat, habe ich mich ganz einfach nur noch geschämt und musste das Affenhaus schnellstens verlassen.

Gemeinsam mit dem „Great Ape Project" fordert „National Geographic Deutschland", dass wir dafür sorgen sollten, dass Affen, „solange sie noch in Zoos gehalten werden, dort ein möglichst lebenswertes und würdiges Leben führen können". Der Chefredakteur von „National Geographic", Dr. Erwin Brunner, ist sich jedoch sicher, dass kein Zoo der Welt „den Dschungel, die freie Wildbahn für Gorillas und ihre Artgenossen ersetzen" kann. Für ihn wären ganz klar „große Reservate im Kongo, in Uganda, in Ruanda" die bessere Heimat für die Tiere. Alternativ fordert er so genannte „Chimpheavens" (wie es sie schon in den USA und in Europa gibt). Chimpheavens sind große Reservate, in denen die Menschenaffen unbelästigt leben dürfen.

Ich kann ihm nur zustimmen. „Unbelästigt" ist das richtige Wort, ich möchte die Affen und auch die anderen Tiere nicht weiter belästigen mit meinem Besuch im Zoo. Denn die Frage, die ich mir vor einem Zoobesuch stelle, ist ganz einfach: Würde ich selbst lieber riskieren an einem von mir frei gewählten Platz zu sterben, oder möchte ich lieber gefangen, irgendwohin transportiert und dort dann eingesperrt und angeglotzt werden? Ich entscheide mich ganz klar für die Freiheit, auch wenn sie manchmal gefährlich ist.

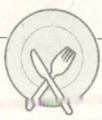

Natürliche Auslese

Herr Kimme hat heute am Mittag keine seiner Hühnereier im Körbchen liegen, weil Fuchs und Bussard viele seiner Hühner gerissen haben. So ist das echte Leben, so ist die Natur. Ich denke darüber nach, warum mir diese Hühner weniger leidtun als die in der Mastanlage. Weil ich mich im Zweifel auch hier für die cher freie und damit gefährlichere Variante entscheiden würde. Lieber würde ich mich als Huhn von einem hungrigen Fuchs reißen lassen als von einem Schlachter die Kehle durchtrennt zu bekommen, um auf dem Teller eines eigentlich nicht Hunger leidenden Menschen zu landen.

Natürliches Raubtierverhalten

Bisher hat unsere Katze Biokatzenfutter bekommen – worüber sich schon zahlreiche Leute lustig gemacht haben. Aber da ich in meinen Fleischesszeiten versucht habe, auf die Bioherkunft bei unserem Fleisch zu achten, fand ich es ganz logisch, auch für sie Biofutter zu kaufen. Einmal hatte ich das Biofutter nicht rechtzeitig beim Internetversand nachbestellt und musste für Nachschub im Katzennapf sorgen. Der nächstgelegene Supermarkt ist ein Discounter. Da ich aus Prinzip nur für Bio mehr Geld ausgebe, aber nicht für konventionelle Markenartikel, habe ich dort das „No name"-Produkt gekauft. Ich dachte mir: „In beiden Sorten sind vor allem Tierabfälle (Entschuldigung: ‚tierische Nebenerzeugnisse') drin, warum sollte ich dafür Geld ausgeben?" Sage und schreibe 0,99 € hat die kleine „No name"- Packung Trockenfutter nur gekostet. Davon ist die Katze eine Woche lang satt geworden. Das heißt: Man kann seine Katze für nur 4,00 € einen Monat lang ernähren. Da muss doch zwangsläufig viel Tierelend dahinterstecken. Ich finde in diesem Punkt wird noch mal so richtig deutlich, wie willkürlich wir

Menschen über Leben und Tod entscheiden. Während wir unsere Haustiere mit dem besten Futter verwöhnen wollen und uns Gedanken darüber machen, ob sie auch alle benötigten Nährstoffe erhalten, lassen wir andere Tiere dafür leiden. Und nur wir entscheiden, dass wir nicht das Schwein zu Hause halten und mit einem Hund füttern, sondern andersrum.

Bei meiner ersten veganen Internetbestellung habe ich auch veganes Trockenfutter geordert. Und siehe da: Unsere Katze frisst es – auf Anhieb. Noch mische ich hier und da die Reste des Biofutters unter, weil ich es nicht ethischer finde, es wegzuwerfen, aber sie frisst es auch in Reinform. Diese Umstellung war ja jetzt mal so richtig einfach!

Dennoch werde ich ihre Nieren von unserer Tierärztin regelmäßig untersuchen lassen, denn die vegane Ernährung von Katzen ist ziemlich umstritten. Solange das vegane Futter unsere Raubkatze nicht daran hindert, auch weiter Jagd auf Mäuse und Vögel zu machen, wird sie sicherlich ausreichend mit dem versorgt sein, was sie natürlicherweise benötigt. Hunger leidet sie offensichtlich nicht, denn manchmal geht sie nur auf die Jagd, ohne die Tiere aufzufressen. Sogar einem Eichhörnchen hat sie zuletzt den Kopf abgebissen. Viele Menschen nennen das grausam. Als rechtfertigte das Verhalten des Raubtieres unser Verhalten Schweinen, Rindern und Hühnern gegenüber.

Wenn ich länger darüber nachdenke, dürfte ich sie streng genommen gar nicht füttern, dann würde sie auch ihre Beute fressen und nicht nur mit ihr spielen. Und wir würden zwangsläufig erfahren, ob sie dennoch die Wahl trifft, bei uns zu bleiben. Unsere Haustierhaltung ist in jedem Fall nicht so ganz vegan, aber ich habe das Gefühl, dass sich unser Kätzlein dennoch bei uns wohlfühlt.

In unserer Familie regt sich vor allem der größte Fleischesser unter uns, Stephan, über unser mit Beute spielendes Raubtier auf. Ich glaube schon, dass er ehrliches Mitleid mit den Mäusen hat. Bei dem getöteten Eichhörnchen war er richtiggehend niedergeschlagen. Mitgefühl zu entwickeln für ein konkretes Tier, das wir sehen, fällt uns sicherlich

leichter als für eines, dessen Leid wir uns „nur" vorstellen. Die Kinder haben zu unser aller Trost ein schönes Grab für das Eichhörnchen gebaut, und Stephan beerdigt es mit ihnen.

In jedem Fall empfinde ich das Verhalten unserer Katze in der Tat als „natürlich". Sie jagt Tiere, weil ihr Instinkt ihr es vorgibt. Wir aber haben ein Bewusstsein davon, dass wir Tiere nicht essen müssen, um unser Überleben zu sichern. Wir machen nicht selbst Jagd auf sie und wir würden nicht verhungern, wenn wir sie nicht äßen. Deshalb finde ich es auch kein Argument zu sagen: Der Mensch hat schon vor Urzeiten Fleisch gegessen. Seit diesen „Urzeiten" macht der Mensch so einiges anders. Vor allem geht er nicht mehr selbst auf die Jagd – zumindest die wenigsten von uns.

Eines aber ahne ich: Um das Überleben meiner Kinder zu sichern, würde ich wahrscheinlich auch ein Tier töten. Beim Befüllen des Einkaufswagens und des Kühlschrankes aber bin ich doch ziemlich weit von dieser Situation entfernt.

Natürlicher Geschmack

Bei Emilia scheint sich in Sachen Geschmacksnerven dasselbe Phänomen einzustellen wie bei mir. Sie mag Brokkoli nun auch ohne Sauce, einfach den puren Geschmack. Wow! Überhaupt finde ich es jetzt im Sommer viel leichter mit der veganen Ernährung der Kinder. Die leckeren Beeren und die Lust auf frisches Obst machen das Essen für sie ohnehin tierfrei.

Derweil probiere ich Dinge aus meiner zweiten veganen Internetbestellung aus. Dort habe ich endlich auch die Zutaten für verschiedene Gerichte aus dem sehr edel wirkenden Kochbuch „Vegan für Genießer" gefunden: Thunfisch- und Hühnchenersatz zum Beispiel. Aber der vegane Thunfisch-Salat schmeckt mir nicht besonders und

als ich ein paar Tage später den Hühnchenersatz probiere, kann ich es fast nicht essen, weil es so sehr nach echtem Hühnchen schmeckt. Ich ziehe ungelogen die Verpackung noch dreimal aus dem Mülleimer, um nachzulesen, ob da nicht doch aus Versehen echtes Fleisch reingeraten ist. Ich glaube dieser ganze Fleisch- und Sahneersatz ist super für alle, die gerade auf vegane Ernährung umstellen, aber ich halte mich lieber an Obst, Gemüse und Getreide. Und Tofu, wenn er ordentlich mariniert ist. Vor allem aber bin ich glücklich und zufrieden mit meinen paar leckeren Lieblingslebensmitteln: Avocado, Tomaten, Olivenöl, ein bisschen Brot … köstlich! Wahrscheinlich wenig verlockend für Nichtveganer, aber für mich der pure Genuss.

Der Wert dessen, was ich gerne esse, ist für mich wirklich gestiegen und auch bei Emilia hat sich diese Wertschätzung eingeschlichen. In ihre Dinkel-Hafer-Crunchys schenkt sie sich von selbst ganz vorsichtig die Kuhmilch ein, so dass davon kein Tropfen im Ausguss landet.

Kinderbücher

Oh, wie lecker wird in den Kindergeschichten geschlemmt! Schweinebraten hier, Kakaotrinken da und Kuchen allerorten, der sicher nicht mit Eiersatz gebacken wurde. Aber so wie vor einigen Jahren noch „C-a-f-f-e, trink nicht so viel Kaffee, nichts für Kinder ist der Türkentrank, schwächt die Nerven, macht dich blass und krank, sei doch kein Muselmann, der das nicht lassen kann" gesungen und ganz selbstverständlich von „Negern und Mohren" geschrieben wurde, so könnte auch der heute selbstverständliche Konsum tierischer Produkte irgendwann aus den Geschichten verschwinden. Beim Rauchen im Fernsehen hätte sich das doch auch niemand vorstellen können. In allen Filmen und Fernsehserien der 60er, 70er und 80er Jahre wurde eine nach der anderen gequalmt, und heute raucht nur noch ein einziger Mensch im deutschen Fernsehen – Helmut Schmidt.

Aber ebenso häufig wie Tierisches im Kinderbuch gegessen wird, ist auch Mitleid mit Tieren ein Thema der Geschichten. Kein Wunder, denn Kinder mögen Geschichten von hilflosen Wesen, die dann schlussendlich doch noch gerettet werden.

Einem Beispiel begegne ich am Abend, als ich den Kindern aus dem Buch „Die kleine Hexe" von Otfried Preußler vorlese. Dort geht es um einen Ochsen, den der Schützenkönig als Preis bekommen soll. Der Wirtshausbesitzer spendet diesen Ochsen und macht damit seine beiden Kinder ganz unglücklich. Als die kleine Hexe das mitbekommt, verhext sie alle Schützen so, dass keiner die Zielscheibe trifft. Als alle verzweifelt aufgeben, darf der kleine Wirtshausjunge sein Können unter Beweis stellen. Mit etwas Nachhelfen durch die kleine Hexe schafft er es, das Ziel zu treffen, wird Schützenkönig, gewinnt den Ochsen und führt ihn statt zum Schlachter in den heimischen Stall zurück. Da atmen meine Kinder erleichtert auf, und mir lacht das Herz, als ich ihnen das gute Ende vorlese.

Und manches Mal führen erfundene Geschichten auch im wahren Leben zu einem guten Ende. So ist der Schauspieler James Cromwell, der den Farmer in „Ein Schweinchen namens Babe" spielt, nach den Dreharbeiten Veganer geworden und hält seitdem oft Vorträge gegen die Gewalt an Tieren für die Tierrechtsorganisation PETA. Auch das lässt mein Herz lachen.

Dass es so etwas Schönes gibt auf der Welt Teil 3: Avocado

In Avocados könnte ich mich wirklich reinlegen. Seit meinem Vegan-Start gehören sie zu meinen Grundnahrungsmitteln. Ich esse sie einfach auf Brot mit Olivenöl und Salz. Mmmh! Wobei Olivenöl auch zu meinen Grundnahrungsmitteln gehört und ich viel mehr

salze als früher. Das könnte daran liegen, dass der ganze gewürzte Käse für mich weggefallen ist. Über das viele Salz mache ich mir keine Gedanken, obwohl zu viel Salz ja als ungesund gilt. Aber ich merke einfach so sehr, wie gut mein Körper und ich jetzt aufeinander eingegroovt sind, dass ich sicher bin: Er würde mir signalisieren, wenn das Salz ihm zu viel würde. Ganz gewiss. Danke schön, liebe Avocado, dass es dich gibt!

Kindermund

Heute bin ich mit den Kindern und Emilias Freundin, die eine Milchallergie hat, in einer Eisdiele, in der folgender Dialog beim Schlecken entsteht:
Emilia: „Darfst du denn eigentlich Eier essen?"
Ihre Freundin: „Ja."
Emilia: „Stimmt, sonst wärest du ja vegan."
Ihre Freundin: „Na ja, bis auf das ganze Fleisch und die Wurst."
Wir lachen sehr und Emilia überlegt, dass sich daraus eine schöne Geschichte schreiben ließe: die vegane Fleischesserin.

Seminarhaus

Das nächste Ausbildungsmodul bei Christina Kessler steht an. Zum einen freue ich mich immer sehr auf die Inhalte der Seminare, zum anderen auch auf die Menschen, die mit mir die Ausbildung machen, und zu guter Letzt freue ich mich auf die Tage, an denen ich mich essenstechnisch um nichts kümmern muss. Das Buffet im Seminarhaus bietet mindestens vegetarische und viele vegane Speisen. Als ich noch Vegetarierin war, ist mir schon aufgefallen, dass alle veganen

Gerichte entsprechend gekennzeichnet sind. Dieses Mal aber sind keinerlei Schildchen aufgestellt, so dass ich ständig in der Küche nachfragen und viele Sachen extra bestellen muss. An sich ist das keine große Sache, aber mich macht es irgendwann so traurig, weil ich immer und überall für meine „Extrawurst" sorgen muss und mich so darauf gefreut hatte, es einmal vier Tage lang nicht zu müssen. Auf Dauer kann das nämlich ganz schön anstrengend sein.

Also gehe ich mit einem Kloß im Hals zum sehr netten Leiter des Hauses und sage ihm, wie es mir geht: „Ich fühle mich schlecht versorgt." Er ist sichtlich getroffen ob dieses Geständnisses und fragt: „Und was können wir tun, damit es dir JETZT besser geht?" Ich erkläre ihm, dass ich mir einfach nur von ihm wünsche, dass es ab dem Abend besser läuft. Und so ist es auch. Alle Schildchen sind aufgestellt und ich kann mich wieder darauf freuen, zum köstlichen Essen zu gehen.

Daran, wie traurig mich diese Episode gemacht hat, erkenne ich, dass Nahrung wirklich sehr viel mehr als Nahrungsaufnahme ist. Sie ist eng verknüpft mit Fürsorge und Liebe.

Nach dieser Episode bin ich sehr stolz auf mich, weil ich nicht in einen „Jammern, Klagen und Beschweren"-Modus verfallen bin, sondern einfach nur von mir und meinen Gefühlen gesprochen habe. Auch der Geschäftsführer hat so wunderbar kommuniziert, dass ich zu dem Schluss komme, dass man unseren kleinen Dialog sicher in ein Lehrbuch für gewaltfreie Kommunikation aufnehmen könnte.

Visionssuche

Dieses Seminar steht unter der Überschrift „Die Visionssuche". Sie besteht darin, 26 Stunden lang zu schweigen, zu fasten, sich alleine auf Wanderschaft zu begeben und vor allem, eine Nacht draußen zu verbringen. Bevor wir uns am zweiten Tag morgens ohne Frühstück auf den Weg machen, bereiten wir uns am ersten Tag des Seminars

darauf vor. Unter anderem mit einer Meditation, in der jeder für sich noch einmal in sich hineinhorcht, um herauszufinden, wofür er brennt, wofür er geht und was sie oder ihn daran hindern könnte, es zu tun.

„Ich brenne für die Wahrheit" ist meine Vision, für die ich gehen werde. Während der Wanderung werden wir bewusst darauf achten, welche Zeichen wir für unsere Vision vom „großen Ganzen", vom Universum, vom Göttlichen erhalten. In der Gruppe besprechen wir auch noch einmal, welches die für uns typischen Verhinderer sind, die uns auf dem Weg begegnen könnten. Mein größter Verhinderer ist ganz klar meine Angst. Am Morgen vor der Abfahrt zum Seminar war ich bereits furchtbar nervös, und schon in den Wochen zuvor hatte ich regelrechtes Herzrasen nur bei dem Gedanken an die Nacht im Freien.

Gestärkt durch ein wunderschönes Ritual und auch durch die Kraft der Gruppe mache ich mich auf den Weg. Ich begegne während der Visionssuche dann auch tatsächlich meiner Angst, kann sie aber annehmen und dann auch in Liebe umwandeln. Außerdem erkenne ich viele wunderbare Hinweise, die mir wie konkrete Ratschläge vorkommen. Die Natur und die Welt beginnen – wie Christina Kessler vorhergesagt hat –, tatsächlich mit uns zu sprechen, wenn wir nur aufmerksam darauf hören.

Das Ergebnis, das ich durch das Integrieren meiner Angst und durch die Deutung der Ratschläge der Natur für mich aus der Visionssuche ziehe, bestärkt für mich eindeutig meinen veganen Weg. Es lautet: Die Welt ist im Wandel – es entsteht neues Leben in Form eines neuen Bewusstseins.

Die Wahrheit, für die ich nach der Visionssuche noch entschiedener „gehen" und mich einsetzen will, ist für mich ganz klar: Für unser Überleben auf der Erde, wie wir sie kennen, ist es für uns Menschen jetzt notwendig, komplett auf tierische Produkte zu verzichten. Nicht nur wegen des Tierleids. Es ist ein entscheidender Beitrag, um Welthunger, Klimawandel und das Problem der Entsorgung der ganzen Tier-„Kacke"

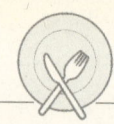

in den Griff zu bekommen. Dafür setze ich mich ein. Dabei werde ich nicht daran verzweifeln, dass es langsam geht. Dazu sind mir definitiv zu viele Schnecken auf meinem Weg begegnet, die mir wohl etwas mitzuteilen hatten: „Ruhig, Brauner!"

Meine Vision ist, vorzuleben, dass vegane Ernährung machbar und dass sie nur eine Umstellung von Gewohnheiten ist. Wenn wir diesen radikalen Schritt schaffen, dann werden wir vielleicht in der Zukunft wieder in Frieden etwas von Tieren nehmen, ohne den Kühen die Kälbchen zu rauben und ohne die männlichen Küken zu vergasen. Bei mir taucht da das Bild von „Heidi" auf der Alm auf: Die Ziegen werden zwar gemolken, aber natürlich sind auch die Zicklein versorgt.

Diese Wahrheit gebe ich in Liebe weiter und vertrete sie ohne Angst, obwohl man vor dem Einfluss derjenigen, die etwas dagegen haben könnten, schon Angst bekommen könnte: dem Bauernverband oder der gesamten Lebensmittelindustrie. Gegen den einzelnen Verbraucher aber sind sie alle machtlos.

Ich bin sicher, dass diese Visionssuche mit dazu beigetragen hat, dass ich meine „Wahrheit", meine Erfahrungen und Gedanken tatsächlich nun in Buchform bringe.

Die achtsamste Suppe der Welt

Über das Fasten, das ja auch Bestandteil der Visionssuche ist, hatte ich mir im Vorfeld am wenigsten Gedanken gemacht. Während meiner Wanderung bemerke ich dann aber, wie unglaublich oft ich an Essen denke. Jedes Mal, wenn ich mich irgendwo hinsetze, um etwas auszuruhen, denke ich: „Jetzt erst mal was essen", bis mir einfällt, dass ich ja faste. Dabei wird mir auch klar, wie viel Zeit wir eigentlich mit der Beschaffung und Zubereitung von Lebensmitteln verbringen. Vor allem wenn wir Kinder haben.

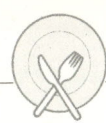

Nun gut, ohne Essen geht es auch, gerade dann, wenn man so viel Euphorie und Energie im Körper mit sich trägt: die Energie, die durch das Ritual entstanden ist, die unterstützende Energie, mit der uns Christina Kessler begleitet, die Energie der Gruppe und die der Achtsamkeit. Ein wundervolles Gefühl ist das! Fasten will ich irgendwann unbedingt einmal für längere Zeit, aber das ist im Moment noch nicht dran. Als die anderen Visionssuchenden und ich nach unserer Reise wieder zurückkommen, wird jeder Einzelne von Christina vom Gelübde des Schweigens und Fastens entbunden und bekommt eine Suppe von ihr. Das ist mit Abstand die allerbeste Suppe, die ich je gegessen habe. Noch nie habe ich etwas so genüsslich und respektvoll zu mir genommen. Jeden Tropfen koste ich über Minuten hinweg, jedes Stück Gemüse zerteile ich langsam mit der Zunge. Ich brauche sicherlich eine halbe Stunde, um den Inhalt der kleinen Schüssel zu vertilgen. Diese Suppe ist mir richtig heilig und ich bin dankbar, einmal in meinem Leben so achtsam essen zu können.

Abtransport

Ich weiß nicht, ob Ihnen auch so oft Tiertransporter begegnen wie mir. Fast jedes Mal, wenn ich auf einer Autobahn unterwegs bin, überhole ich einen solchen Transporter. Mein Herz beginnt dann immer ganz wild zu klopfen, und ich versuche, mir nicht die eingepferchten Tiere im Innenraum vorzustellen. Ausblenden, schnell ausblenden. Das Ausblenden ist meiner Meinung nach eine wichtige Säule, auf der das Massentierhaltungssystem beruht. Entweder wir bekommen das Unrecht, das Tieren angetan wird, tatsächlich nicht mit, oder wir ignorieren es. Wer besucht schon freiwillig ein Schlachthaus? Wer schaut sich an, unter welchen Umständen die Tiere tatsächlich aufwachsen? Lieber schauen wir weg, wenn Tiere in Massen auf Laster geladen werden, eingepfercht diese Fahrt oft nicht

lebend überstehen, um dann den Tod Ihrer Artgenossen vor Augen – die Schlachtung abzuwarten, ohne auch nur irgendetwas dagegen tun zu können. Wir Menschen gehen nicht für die Tiere auf die Straße, wir schließen die Augen. Müssten wir nicht eigentlich aufstehen und uns aus Protest an den Laster ketten, damit die Tiere nicht zu einem qualvollen Transport in die Schlachthaushölle verladen werden? Wenn wir tief in unser Herz hineinhorchen, dann wissen wir, dass die traurigen und unschuldigen Blicke der Schweine und Rinder uns zum Handeln bringen müssten. Wenn wir uns aber schon nicht anketten, um uns für die Tiere einzusetzen, dann können wir doch zumindest unser Einkaufsverhalten ändern.

Kochduell – das Outing!

Von unseren Kochrunden-Abenden habe ich ja schon geschrieben. Sie waren bisher immer extrem lustig. Aber ausgerechnet bei dieser Truppe habe ich große Angst vor meinem „Outing" – wie eingangs formuliert, kommt die Angst wohl daher, dass ich Sorge habe, inwiefern sie mich noch dabeihaben wollen, wenn es mit mir so „anstrengend" wird. Nun ist das Outing dran. Es drängt sich mir innerlich auf. Bei der Gelegenheit will ich Sie an unserem sehr amüsanten E-Mail-Wechsel teilhaben lassen:

„Hello peoples! Wir laden Euch herzlich ein zum 5. Küchenduell! 'Futtern wie bei Muttern'

... gibt allen viel Raum, sich zu entfalten, und jedem die Chance, 'la mamma' mal die Ehre zu erweisen. Die unterschiedlichen Migrationshintergründe der Teilnehmer (Imperialisten und Islamisten, z.B.) versprechen einen kulinarisch spannenden Abend! Im Recall sind:

Mattu-Cats – Starters
Luise und Markus – Intermediate Dish
Maren und Christoph – Main Dish & Dish Washing
Tanja und Robert – Dessert

Um Euch mit den mütterlichen Augen sehen zu können, bitten wir alle, uns vorab 5 gescannte Kinderfotos zukommen zu lassen. Jedes Team stellt im Übrigen einen Koch und einen "Extra-Beitrag", den wir auch bewerten werden. Jumana hat uns mit Ihrem tropischen Beitrag derart begeistert, dass wir das gerne fortführen möchten und gespannt sind auf Eure Ideen (@ Jumji: Pediküre?)!

So long und viele liebe Grüße!
Maren und Christoph"

Zur Erklärung: Mein „Extra-Beitrag" war, dass ich allen den Rücken massiert habe, während Stephan kochte. Auf die Einladung antwortete mein Mann (wohlgemerkt vor meinem Outing!):

„Diesmal kocht Jumana was Veganes aus der guten alten Zeit (als Fleisch und Sahne zu teuer waren), und ich mach den Extra-Beitrag. Hatte an eine Runde Darmspiegelung für alle gedacht. Schlage den Esstisch vor, weil da das Licht am besten ist. Reihenfolge wird ausgelost. Das in aller Kürze, muss jetzt zum Proktologen, tschüss Leute …

s;"

Daraufhin schrieb die nächste Partei:

„Applaus!!! Danke für die Einladung! … Stephan, ich hoffe Du hattest es schön … für Deinen Extra-Beitrag stelle ich Dir gern Einmal-Handschuhe zur Verfügung, ich kann an dem Abend leider erst später

kommen ... zum Dessert. (Leute, Ihr seid echt schlimm!!!!!!!!!) Ja, Robert und ich überlegen uns derweil etwas Nettes.

Big hug!
Tanja und Robert"

Und die Vierten im Bunde antworteten:

„Oh je ...!

Das ist die richtige Einstimmung für einen Abend Hausmannskost! Und jetzt kommt mein Beitrag: Luise und ich haben mal bei Freunden aus der Provence Lammdärme, gefüllt mit deren eigenen Stummelschwänzchen inkl. Knochen, gegessen. Wäre das nicht ein schönes Zwischengericht?!? Für Jumana machen wir dann so was Ähnliches auf Tofu- und Kunstknorpelbasis, aber mit natürlichen Geschmacksverstärkern.

Bon appétit!
Markus"

Diese Mail habe ich dann zum Anlass genommen, ES endlich „zuzugeben":

„Liebe Liebenden,

ich möchte jetzt an dieser Stelle einmal ernsthaft werden. Aus der Vegetarierin Jumana ist seit dem letzten Kochevent tatsächlich eine Veganerin geworden. Das kommt davon, wenn wir uns so selten treffen ... :-) Da ich für niemanden eine „Zumutung" sein möchte (Zitat – meine Mutter :-)), frage ich Euch und mich, wie wir das in Zukunft machen wollen.

1. Möglichkeit: Ihr ladet mich nicht mehr ein, sondern nur noch meinen witzigen Compagnion. (Fände ich doof.)
2. Möglichkeit: Ihr werdet alle auch vegan. (Fände ich super.)
3. Möglichkeit: Ich koche Alternativen für mich, bin dann aber bei manchen Gerichten außen vor bei der Bewertung.
4. Möglichkeit: Ich schenke Euch das Kochbuch „Vegan für Genießer" und Ihr macht Euch heimlich Lammdärme ins Essen.

P.S. Definition „vegan": tierfrei, ich esse nicht nur heruntergefallenes Obst ..."

Diese Mail wiederum hat Folgendes beim Vorgänger ausgelöst:

„Ich werde es wohl nicht schaffen, vegan zu werden. Und die anderen Vorschläge gefallen mir auch nicht so sehr. Wie wäre es denn mit folgender fünften Möglichkeit: Für Dich wird jeweils eine vegane Alternative gekocht. Das erhöht den Anspruch, und wir können uns künstlerisch und technisch weiterentwickeln ...

Ich finde das die beste Lösung.

Viele Grüße,
Markus"

Als ich das lese, strahle ich von einem Ohr zum anderen.

Zwei Outings stehen noch an

Dieses Erlebnis ist doch eine gute Voraussetzung, mal darüber nachzudenken, bei welchen Menschen ich mich bisher nicht getraut habe, mich zu outen, und aus welchem Grund.

Outing 1: Meine Schwiegermutter

Eigentlich haben die Kinder und Stephan das schon bei ihrem letzten Besuch am Tag vor Muttertag für mich übernommen. Aber für mich steht noch an, mich ihren möglichen Fragen zu stellen. Wovor habe ich dabei Angst? Ich glaube, dass sie mich jetzt völlig durchgeknallt findet. Ich mache ja so einiges anders als sie, aber das?

Wie so oft denke ich darüber nach, was mein Verhalten bei anderen auslösen könnte. So komme ich innerlich bei dem Gedanken an das Gespräch mit ihr gleich in eine Art Rechtfertigungsmodus und überlege mir, was ich sagen könnte. Vielleicht so etwas wie: „Du verträgst ja auch keine Milch und trinkst Sojamilch ..." – zum Beispiel. Warum mache ich das eigentlich? Was kann mir passieren? Gar nichts!

Emilia hat das Gefühl, „die Omis werden manchmal sauer, wenn man ihr Essen nicht mag". Eine mögliche Erklärung für mein Schweigen. Ich will sie wohl nicht verletzen. Aber vielleicht sage ich ihr genau das? Miteinander reden hilft ja bekanntlich.

Outing 2: Renée und Tom

Ab und an treffen wir uns mit einem ganz lieben Paar zum Essen – meist werden daraus ausschweifende Käseexzesse. Warum nur bereitet mir das Outing bei ihnen solche Sorge? Renée und Tom waren auch die Gastgeber, bei denen ich ganz zu Anfang noch eine Ausnahme gemacht habe. Wir waren mit anderen bei ihnen eingeladen, und ich hatte das Gefühl, dass sie mir, als Vegetarierin, zuliebe einen Käseabend geplant hatten. Ich hätte es irgendwie herzlos gefunden, dann keinen Käse zu essen. Aber das war ja auch am Anfang. Vor dem nächsten Treffen ist es in jedem Fall angesagt, reinen Tisch zu machen, bevor er gedeckt wird.

Auch hier spielt wohl wieder die Angst vor Zurückweisung eine Rolle, wenn mein Gegenüber erfährt, wofür ich stehe. Die schwersten Fälle für mich scheinen Frauen zu sein, die in einem Punkt meiner Mutter ähneln: Es sind starke Frauen, die sehr überzeugt sind von

dem, was sie tun, und mit ihrer Meinung nicht hinterm Berg halten. Bei solchen Frauen gehe ich extrem in Resonanz. Es sind ja allesamt nicht sie „schuld" an meinem Dilemma, sondern ich bin es, die auf diese Art und Weise reagiert. In solche Resonanz geht man meiner Meinung nach nur, wenn man das Verhalten von sich selbst kennt. Ich vertrete das, wofür ich stehe? Na so was, da haben wir ja schon die Erklärung. Frauen, die mehr zu dem stehen, was sie denken, als ich, bereiten mir Stress, wenn ich nicht zu dem stehe, was ich tue. Höchste Zeit für die Outings. Sie werden eine schöne Übung, an der ich nichts als wachsen kann.

Stechmücken — schon wieder

Seitdem ich keine tierischen Lebensmittel mehr zu mir nehme, werde ich viel seltener von Stechmücken gestochen. Es ist nicht so, dass ich überhaupt nicht mehr gestochen werde, aber dafür, dass ich früher für jeden, der mit mir in einem Raum übernachtet hat, der Garant war, keine Stiche abzubekommen, ist es eine enorme Verbesserung — jedenfalls für mich. Im Internet stoße ich auf ein Forum, in dem genau dieser Zusammenhang diskutiert wird, und siehe da, auch andere berichten davon, dass sie weniger gestochen werden, seitdem sie nichts mehr vom Tier essen. Ob das nun wissenschaftlich nachweisbar oder ganz einfach nur Zufall ist, sei einmal dahingestellt. Ich freue mich jedenfalls darüber.

Mich interessiert das Thema „Stechmücken" dann doch noch zu sehr, um es so stehen zu lassen. Ich nehme Kontakt auf zur Firma „Biogents", die in Zusammenarbeit mit der Uni Regensburg eine Studie zum Thema „Wie findet eine Stechmücke eigentlich ihr Opfer? Und was hält sie davon ab?" veröffentlich hat. In einer Mail berichte ich ihnen von meinen Erfahrungen und frage, inwiefern es dafür vielleicht

eine wissenschaftliche Begründung gibt. Hier ein Auszug aus der Antwort von Andreas Rose, einem der beiden Vorstände der Biogents AG:

„Bei unseren Versuchen konnten wir keine auffälligen Attraktivitätsunterschiede zwischen Vegetariern, Veganern und Allesessern beobachten – die Schwankungen zwischen den Individuen waren dafür zu groß. Gezielt untersucht haben wir das aber mangels Ressourcen noch nicht, auch wüsste ich nicht von anderen Studien zu dem Thema.

Ausschließen kann ich Ihre Beobachtung jedenfalls nicht, da es wohl denkbar ist, dass verschiedene Nahrungsmittel zu einer Veränderung der Produktion abschreckender oder anlockender Substanzen führen könnten. Allerdings gibt es auch weitere Möglichkeiten, z.B. dass Ihr Immunsystem nicht mehr so stark auf Stiche reagiert, dass andere Einflussgrößen zufällig mit dem Vegan-Werden zusammenfielen (Schwankungen in der Mückenpopulation, Wetter, Jahreszeit …) oder auch die normale menschliche, selektive Wahrnehmung, die man bei Experimenten herauszukegeln versucht. Die Frage ist jedenfalls durchaus interessant, und es tut mir leid, dass ich nichts Fundierteres beitragen kann.“

Immerhin erfahre ich durch die weitere Recherche in einem Artikel aus der Zeitschrift „ZEIT Wissen" Folgendes über die Vorlieben der Mücken:

„Die Insekten reagieren auf die Körperduftfahne ihrer Opfer, die über die Haut abgegeben wird: eine charakteristische Mischung, die vor allem Milchsäure, Fettsäuren und Ammoniak enthält. Gelbfieber- und andere tagaktive Tigermücken sind auf den Menschen spezialisiert und erkennen dessen Körpergeruch mühelos. Einheimische Mücken orientieren sich vor allem am Kohlendioxid in der ausgeatmeten Luft. Mit ihren empfindlichen Sinnesorganen auf den Antennen registrieren die Insekten die verräterischen Moleküle.“

Ich bin ziemlich sicher, dass meine ausgeatmeten Moleküle nicht mehr so verräterisch sind wie früher. Eine erfreuliche Nebenwirkung.

Veganes Mett

Wir haben das besondere Glück, dass der großartige Kinderlieder- macher Fredrik Vahle im Sommer in unserem Garten auftritt. Zu dem Konzert sind 100 Besucher geladen, von denen jeder auch etwas zu einem Buffet beisteuert. Ein paar Freunde von auswärts sind schon angereist und bereiten in unserer Küche etwas vor. So kommt es, dass unser Freund Marco und unsere Freundin Mariana sich über Marianas Werk unterhalten:

Marco: „Was machst du denn da?"

Mariana: „Mett"

Marco: „ Na, du traust dich was in DIESER Küche."

Wir lachen alle sehr und klären Marco darüber auf, dass Marianas Mett nicht nur vegan ist, sondern welch tragende Rolle sie in meinem Prozess des Vegan-Werdens gespielt hat. Das Mett schmeckt übrigens fantastisch und durch die Zwiebeln wohl auch so sehr nach echtem Mett, dass es keinem der Konzertbesucher so recht auffällt, dass sich dahinter eigentlich Reiswaffeln mit Tomatenmark verbergen.

Das Konzert übrigens – vegan oder nicht vegan – wird eine Veran- staltung voller Zauber und Herzenswärme.

Erfahrungsaustausch

Unsere Freunde aus Wuppertal bleiben noch bis zum nächsten Tag, und so kann ich mich mit Mariana und ihrem ebenfalls veganen Mann Robbin ein wenig austauschen. Er findet es toll, dass ich der Kochrunde mit meiner Mail die Möglichkeit gelassen habe, eventuell einen

gemeinsamen Weg zu finden. Er hatte seiner männlichen Kochrunde, in der er als Vegetarier schon die „Extrawurst" war, nur gemailt, dass er jetzt raus sei, weil er vegan geworden sei. Ich wiederum kann wieder mal von Marianas Erfahrung profitieren: Sie erzählt, wie sie inzwischen eine Lösung für gemeinsame Buffetveranstaltungen, zum Beispiel in Mutter-Kind-Gruppen, die sie leitet, gefunden hat. Sie spricht bei Essensplanungen anderen gegenüber nicht von vegan, sondern erklärt ganz einfach: „Wenn ihr das und das und das nicht reintut, kann ich es auch mitessen." Reich an Erfahrung, dieser Schatz.

Noch mehr Schätze

Emilia hat Lust, alleine Muffins zu backen, und macht sie mir zuliebe ohne Eier. Meine Kollegin beendet ihr Volontariat und backt zum Abschied ebenfalls vegane Muffins. Da kommen mir echt ein paar Tränchen der Rührung, das sag ich Ihnen!

Richard — neulich an der Veganbar

Mit Richard esse ich an einem Mittag beim veganen Imbiss, bevor wir zum Fußballschuhe-Kaufen gehen. Vegan-Sein schützt nicht vorm Fußballspielen, kann ich Ihnen bei der Gelegenheit verraten. Ich liebe die Bremer „Veganbar" und plaudere gerne mit dem Besitzer.

Beim Essen dann erklärt mir Richard über ihn: „Ja, der sieht auch so vegan aus." Daraufhin fragt ein Gast neben uns am Biertisch: „Wie sieht denn jemand aus, wenn er vegan ist?" Und Richard antwortet: „Na, so blaue Augen und so einen dünnen Kopf und so ohne Brille." Mein süßer Sprücheklopfer!

Von wegen Prozess beendet

Die Sommerferien sind da. Von Bremen aus machen wir uns auf Radreise in Richtung „Aller Radweg". Von der ersten Minute an fühlt sich dieser Urlaub fantastisch an. Noch dazu haben wir großes Glück mit dem Wetter. Wie bestellt, wird es mit dem Tag unserer Abfahrt nach der langen Kälte endlich Sommer. Eigentlich dachte ich, unser Veganwerdungsprozess sei nun abgeschlossen: Ich koche zu Hause vegan, Stephan kocht für die Kinder vegetarisch und für sich selbst ab und an Fisch oder Fleisch. Außer Haus, also auf Schulfesten, Kinder-geburtstagen und wenn die Kinder zu Besuch sind, essen sie, was sie mögen. Nun gut, heute Abend wird mir klar, dass wir mitnichten bereits am Ende des Prozesses sind, als Stephan mir ganz klar zu verstehen gibt, dass er es echt anstrengend findet, wie unentspannt ich mit dem Essen sei, und wie es ihn nervt, dass ich ihm das Fleisch vom Teller wünsche.

Ich gebe zu, dass ich nach der Lektüre von 'Peace-Food', dem Buch von Dr. Ruediger Dahlke, in der Tat weniger gut damit klarkomme, dass er nach wie vor so viel Tierisches zu sich nimmt. Dass er anders mit dem Wissen um das Tierleid umgeht, ist seine Sache, mit der ich mal besser, mal weniger gut klarkomme. Aus Sorge um ihn und die Angst- und Stresshormone, die er laut Dahlke alle zu sich nimmt (was mir leider sehr einleuchtet), schaue ich wahrscheinlich wirklich sehr unglücklich, wenn er sich die Salami vom Buffet fischt. Ich erkläre ihm, dass es ganz einfach meine Sorge um ihn ist, ich aber in Zukunft noch mehr versuchen werde, diese Sorge abzulegen und ihn auch in diesem Punkt als eigenverantwortlichen Menschen zu sehen. So wie er alleine verantwortet, ob er wieder raucht oder nicht, so ist es auch seine Ver-antwortung, ob er in meinen Augen Krankmachendes zu sich nimmt. Außerdem sehe ich ein, dass ich in der Angelegenheit wieder ziemlich verkrampft bin. Ist aber auch kein Wunder nach 'Peace-Food',

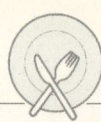

danach kann ich nicht locker zur Tagesordnung „Pizza Margherita und drei Kugeln Milcheis" übergehen. Stephan wirft mir vor, dass die Kinder mich als das leuchtende Ideal sähen, das alles richtig mache, er hingegen in ihren Augen zu schwach sei, um auf Fleisch zu verzichten. Ich sehe das anders. Da ich den Kindern ganz klar vermittle: „Egal, was ihr esst oder was Papi isst, an meinen Gefühlen zu euch oder ihm ändert das nichts", signalisiere ich doch etwas ganz anderes: klare Trennung zwar in der Angelegenheit (ich stehe zu vegan, da gibt es für mich keinen anderen Weg mehr), aber Verbindung auf der Ebene darunter, auf der Ebene der Gefühle. Das fühle ich auch wirklich so, also kann ich doch letztlich nichts anderes vermitteln.

Richtig toll finde ich, dass aus unserer anfangs sehr emotionalen Diskussion ein extrem konstruktives Gespräch wird, bei dem es uns beiden überhaupt nicht darum geht, uns gegenseitig zu verletzen. Ich bin danach so von Liebe erfüllt und, wie sehr, sehr oft, voller Dankbarkeit für unsere Ehe.

Wie sich herausstellt, ist Stephan letztlich auch sauer auf die rote Pille der Wahrheit, die ich ihm da ja mit all meinen Infos, die ich jeden Tag auftue, ein Stück weit aufzwinge. Ich kann das so gut verstehen. Wie oft habe ich mir gewünscht, es wäre alles nicht wahr, so wie Karen Duve es so treffend auf dem Buchrücken von „Anständig essen" schreibt: „Ich wünschte, ein Hackbraten wäre wieder ein Hackbraten."

Aber wenn wir einmal etwas wissen, dann wissen wir es nun mal. Die einzige Möglichkeit ist, es dauerhaft auszublenden. Ob es Stephan gelingen wird oder ob sein Vegetarisch-Werden unaufhaltsam ist?

In jedem Fall gesteht er schließlich ein, dass er wohl einen Kampf in sich selbst führt. Zwischen der Seite, die an den lieb gewonnenen Traditionen und dem Genuss festhalten will, und der anderen Seite, seinem ausgeprägten Mitgefühl, das ihm das nicht weiter uneingeschränkt möglich macht. Sein Mitgefühl und seine Feinfühligkeit sind Eigenschaften, die ich ganz besonders an ihm liebe. Und dass er wie ich am Ende auch froh darüber ist, dass er weiß, dass ein

Hackbraten eben nicht nur ein Hackbraten ist, sondern heute das absolute Grauen. Auch dafür bin ich dankbar. Dass ich das alles weiß und herausgefunden habe und es mir bewusst werden kann. Was für ein Geschenk, denn zumindest ein kleines Stück der Welt kann ich aus meiner Sicht mit meinem Verhalten retten. Ich habe es in der Hand.

Kleines Mädchen — großer Wille

Emilia sieht mich beim Lesen von 'Peace-Food' und fragt, warum ich so traurig schaue. Erst weiche ich aus, aber sie lässt nicht locker, und ich denke mir, dass sie ja ohnehin als feinfühliges Wesen meine Stimmung mitbekommt. Also erkläre ich ihr, was ich gerade gelesen habe und noch vor Augen habe: dass den Kühen die Kälbchen entrissen werden und diese dann eingepfercht werden und sich zum Teil nicht einmal bewegen können, bis sie dann getötet werden. Ruediger Dahlke bringt es so schön auf den Punkt: „Das Essen von Säuglingen hat noch mal eine besonders grausame Qualität."

Man sieht es dem Wiener Schnitzel eben einfach nicht an, und ich weiß selbst, wie viele davon ich früher mit Vergnügen verspeist habe. Emilias spontane Reaktion jedenfalls ist: „Ich trinke nie wieder Milch."

Letztlich ist das doch die einzige Weise, auf die ein mitfühlendes Wesen reagieren kann. Ob man es dann tatsächlich auch schafft oder ob unser Hirn nicht wieder unser Herz ausschaltet, sei dahingestellt. Emilia jedenfalls — „Chapeau, chapeau!" — hatte sich seit Tagen auf Karameleis gefreut und hat tatsächlich an dem Abend in der Eisdiele bewusst Fruchteissorten ohne Milch bestellt. Am nächsten Morgen beim Frühstücksbuffet rührt sie sogar das milchhaltige Nutella nicht an, dafür gibt es von mir ein dreifaches „Chapeau!". Dadurch, dass es Nutella zu Hause niemals gibt, stürzen sich meine Kinder natürlich darauf, sobald es irgendwo auftaucht. Ein achtjähriges Mädchen schafft es, auf heiß ersehnte Süßigkeiten zu verzichten. Davon können

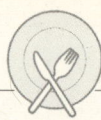

wir uns alle ein bis zwei Scheibchen abschneiden – wobei diese Rede-
wendung nicht vegan ist ... Es zeigt sich wie so oft: Wo ein Wille ist,
da ist auch ein Weg!

Vegane Radstationen

Für unsere Radtour haben wir nur eine einzige Übernachtung vorab
reserviert, um frei entscheiden zu können, wie weit wir am Tag fahren
wollen und welche Unterkunft uns gut gefällt. Unsere erste Nacht verbringen wir in Achim, wir sind stramme 37 km geradelt und entscheiden uns für das erste Hotel, das uns bei der Ankunft von der anderen
Seite des Flusses entgegenlacht. Beim Essen frage ich die Bedienung
ganz freundlich, ob es in Ordnung sei, direkt mit dem Koch bzw. der
Köchin zu sprechen. Ab diesem Tag mache ich das jetzt immer so, weil
es zu weniger Missverständnissen kommt, die Bedienung nicht
zwischen mir und der Küche hin- und herlaufen muss und es die Sache
einfach erheblich erleichtert. An diesem Abend ist es leicht: Ich wähle
das asiatische Gericht, und die Köchin lässt ganz einfach das Fleisch
weg. Ein guter Start in unsere Radwoche!

Der nächste Tag bringt uns nach Verden, dort habe ich im Ökologischen Zentrum ein Zimmer für uns reserviert, das ich auf der Suche
nach „vegan" oder „bio" im Internet aufgetan habe. Mittags essen wir
lecker im angeschlossenen Biorestaurant, abends versorgen wir uns
selbst in der Gemeinschaftsküche. Dort treffe ich auf einen „Fast-
Veganer" (wie er sich selbst bezeichnet), der auch im Ökologischen
Zentrum übernachtet. Normalerweise lebt er in der Vegan-Hauptstadt
Berlin. Wir tauschen uns ein wenig über unsere Erfahrungen aus.
Spricht die Tatsache, dass ich immer mehr Veganern begegne, dafür,
dass es immer mehr gibt, oder liegt es einfach nur daran, dass es mir
mehr auffällt, oder ziehe ich sie durch meine Aufmerksamkeit an?

Das Gespräch jedenfalls erinnert mich daran, dass ich mich noch immer nicht um die Gelatine-und-Wein-Frage gekümmert habe. Ups!

Unser nächster Haltepunkt ist Rethem. Eine halbe Stunde vor Ankunft machen wir aus organisatorischen Gründen telefonisch eine Unterkunft klar, die wir vielleicht nicht gewählt hätten, wenn wir sie gesehen hätten: eine typisch deutsche Pension mit Hirschgeweihen und einem entsprechenden Frühstück. Entschuldigen Sie die Vorurteile, aber sie erfüllt wirklich alle Klischees: Margarine ist leider aus, beim Bestellen einer Tomate kommt sie eiskalt und unaufgeschnitten auf einem kleinen Teller serviert auf den Tisch, nach Olivenöl traue ich mich gar nicht erst zu fragen. Aber wir schlafen in dieser Pension am allerbesten, und sehr nett sind die Besitzer auch.

In Rethem gehen wir auch noch an einem schönen See baden mit angeschlossenem Restaurant, in dem ebenfalls viele Hirschgeweihe hängen. Emilia kommentiert es mit ihrem trockenen Humor: „In Rethem scheinen die Leute gerne zu jagen."

Das Schloss Bothmer in Schwarmstedt, unsere nächste Station, beherbergt keine toten Hirschköpfe, sondern lebendige Pferde – sehr zur Freude der Kinder. Eine sehr nette Dame empfängt uns und wir fühlen uns wie Schlossbewohner, auch wenn das Haupthaus nicht für die Gäste gedacht ist. Schon im Schatten dieses hochherrschaftlichen Gebäudes fühlt man sich wahrhaft königlich. Als dann die Dame sich auch noch als ehemals vegan entpuppt, mache ich mir um meine Versorgung keine Gedanken mehr.

Während unseres Aufenthalts erzählt sie von einem Bekannten, der Gänse bei sich gehalten und von dem sie auch eine Gans zu Weihnachten bekommen habe. Er habe eine persönliche Bindung zu den Tieren aufgebaut, und als es dann an Weihnachten ans Schlachten ging, sei es ihm schon schwer ums Herz geworden. Die Frau argumentiert, dass die Gänse ein wunderschönes Leben auf der Weide gehabt

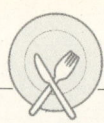

hätten, und wenn diese Gänse nicht zum Verzehr bestimmt gewesen wären, sie erst gar nicht auf die Welt gekommen wären und diese schöne, wenn auch relativ kurze Zeit nicht gehabt hätten. Deshalb habe sie auch kein schlechtes Gewissen oder schlechtes Gefühl beim Essen der Gans gehabt. Auch die Schweine würden alle gar nicht leben, wenn wir sie nicht äßen. Ich antworte ihr, dass das für die meisten Schweine heute wahrscheinlich auch besser sei. Außerdem würden ja niemals so viele Schweine auf der Welt leben, wenn wir nicht ein bisschen nachhülfen. Unsere Meinungen kommen in einem Punkt wieder zusammen: Sie ist der Überzeugung, dass wir allem Essen den nötigen Respekt entgegenbringen sollten. Nach dem Gespräch denke ich noch eine Weile darüber nach und empfinde schon einen Unterschied zwischen der Gans mit ihrem glücklichen Leben und den Schweinen in der Massentierhaltung. Da ich mir aber nicht sicher sein kann, wie die Tiere das sehen, will ich das Risiko nicht eingehen, dass sie – hätte man sie gefragt – vielleicht lieber nicht gelebt hätten. In jedem Fall verbringen wir sehr schöne Stunden auf dem Schlossgelände und werden sehr gut und gastfreundlich bewirtet. Vegan ist dort überhaupt kein Problem!

Frisch gestärkt geht's weiter durch Felder und Wälder. Der Aller Radweg führt zwar in den seltensten Fällen an der Aller entlang, ist aber dennoch wunderschön. Die Strecke von Schwarmstedt bis Wietze gefällt uns am besten.

Da wir uns – bis auf das Besorgen eines guten Radführers – nicht sonderlich auf den Urlaub vorbereitet haben, wissen wir nicht, was uns in Wietze erwartet. Wir kommen aus dem Wald heraus und sehen auf der gegenüberliegenden Straße ein Riesengebäude, das mit Mauern und Stacheldrahtzaun umgeben ist. Überall auf dem Gelände um das Haus herum sind Wachleute zu sehen. „Was für ein Gefängnis ist das denn?", frage ich mich, bis ich lese: „Celler Land Frischgeflügel". Oh my god, ein Geflügelschlachthof, und was für einer. Sprachlos

fahren wir vier an diesem Ding vorbei, eine grauenvolle Energie geht davon aus, das ist für uns alle zu spüren. Bezeichnenderweise stürzt Emilia genau dort. Als wir sie versorgt haben, machen wir uns so schnell wie möglich davon, eigentlich sollte Wietze unsere Station für die Nacht werden, aber wir wollen auf keinen Fall in der Nähe bleiben. Nach einer kurzen Lagebesprechung hinter Wietze beschließen wir, noch weiterzufahren, obwohl die Kinder schon ziemlich erledigt sind.

Noch viele Kilometer später hängt uns die Begegnung in den Knochen und das, obwohl wir nicht mal einen Blick ins Gebäude geworfen haben. Einfach nur grauenhaft. Nun verstehe ich auch, warum die Anzahl der Plakate mit dem Credo „Kein Schlachthof, keine Massentierhaltung" am Ende des Waldes immer größer wurde.

Ein paar Kilometer später entdecken wir ein ganz zauberhaftes kleines Hotel, aber auch dort fühlen wir uns nicht gut und beschließen, doch weiterzufahren, obwohl wir schon das Zimmer für die Nacht zugesagt haben. Mit einer der Angestellten spreche ich über unsere Begegnung mit dem Schlachthof. Sie sagt, dass sie den Umgang mit den Tieren natürlich auch nicht befürworte, aber man dürfe auch nicht leugnen, dass es viele Arbeitsplätze mit sich bringe und ein Familienvater mit drei Kindern auch schauen müsse, wo er bleibe. Ich antworte, dass sich bestimmt etwas anderes finden würde, woraufhin sie fragt: „Ja, was denn?" Ich bleibe ihr die Antwort schuldig. So konkret kann ich das nicht sagen, aber ich glaube, dass es weder für den Vater noch für die Familie gut sein kann, wenn ein Mensch seine Tage an einem solchen Ort verbringt. Wenn diese Anlage nicht dort wäre, würde sicherlich etwas Neues und Besseres an diesem Platz entstehen können. Da würde das Universum mit all seiner Kraft mithelfen, davon bin ich überzeugt.

Jedenfalls schwingt sich Familie Mattukat erneut aufs Rad und kühlt sich erst mal im nahe gelegenen See ab. Auch hier scheint mir die Atmosphäre noch vergiftet. Der Strand ist ganz besonders verschmutzt

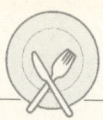

und drei Männer machen noch eine dumme oder sagen wir eher schmutzige Bemerkung, als sie mich im Bikini sehen und Stephan gerade nicht bei mir ist – „verrohte Gesellschaft", der Begriff, den Ruediger Dahlke benutzt, fällt mir da ein.

Wir bleiben auch dort nicht sonderlich lange und finden in Winsen einen schönen Unterschlupf für die Nacht. Endlich sind wir weit genug weg!

Stephan bestellt an diesem Abend übrigens kein Fleisch.

Wie üblich, rede ich bei der Essensbestellung direkt mit dem Koch, der mich sogleich ins Kühlhaus führt, um mir das Gemüse zu zeigen, das er mir zusammenstellen könnte. Als Erstes fällt mein Blick allerdings auf das viele Fleisch, das dort aufbewahrt wird, und ich denke schon, er will mich veräppeln. Veräppeln will mich aber wohl eher sein Assistent, der mir erklärt, dass das Brot aber mit Hefe gemacht sei und damit aus Mikroorganismen. Ich antworte einfach nur mit einem Lächeln: „Die Mikroorganismen tun mir aber nicht leid."

Das Gericht, das mir später serviert wird, ist jedenfalls formidabel und die Bedienung ein Traum an Freundlichkeit. In diesem Hotel bekommen wir auch das beste Frühstück der Tour – es wird dadurch gekrönt, dass mein lieber Herr Gemahl mir einen Soja Latte macchiato organisiert.

Schlachthof Wietze
Nachklapp

Nach unserer Radtour recherchieren Stephan und ich unabhängig voneinander die Hintergründe zu Wietze. Ihn hat das Erlebnis auch ziemlich mitgenommen. Vor dem Bau gab es viele Proteste der Bürger, aber eine Klage des „Naturschutzbund Deutschland e.V." (NABU) wurde abgewiesen. Die Politiker waren begeistert, dass endlich jemand in ihre strukturschwache Region investieren wollte.

134 Millionen Hühner werden dort nun im Jahr geschlachtet. Diese Zahl ist mir fast schon zu abstrakt, um mir darunter etwas vorstellen zu können. Ich schaue mir die Website von „Landgeflügel" an und kann nur den Kopf schütteln darüber, dass sich das Unternehmen auch noch rühmt, besonders nachhaltig zu sein, denn wenn „man Nachhaltigkeit als möglichst minimalen Einsatz von nicht-erneuerbaren Ressourcen wie Erde, Wasser, Luft und fossile Energieträger definiert, ist Hähnchenfleisch aus intensiver Nutztierhaltung das am meisten nachhaltig zu produzierende Fleisch".

Ich weiß nicht wie es Ihnen geht, aber wenn ich das lese, fühle ich mich irgendwie vergackeiert – kein Wunder bei den Massen an Hühnern. Aber gut, wir entscheiden an der Ladentheke selbst, ob wir veräppelt werden wollen oder nicht. Wir müssten uns nicht über Anlagen wie die in Wietze aufregen, wenn niemand das Fleisch aus solchen Produktionsstätten kaufte. [Ohnehin ist diese Anlage nur ein Beispiel – immerhin werden insgesamt 600 Millionen Hühner jährlich zum Fleischverzehr in Deutschland geschlachtet. Ganz bestimmt kann man auch auf anderen Radstrecken in Deutschland ein ähnlich zweifelhaftes Abenteuer erleben und plötzlich auf eine kleine Spitze des Eisbergs „Massentierhaltung" stoßen. Ich bin sogar überzeugt davon, wenn ich mir auf der Seite von „Pro M.U.T. – Verein für Menschen – Umwelt – Tiere e.V." die „Maststallkarte" für Geflügel in Norddeutschland anschaue: Farbige Fähnchen zeigen auf einer Karte, wo überall Geflügel gehalten wird. Sehr bunt besiedelt sieht die Karte aus! Der Anblick von Farbe hat mich selten so traurig gemacht.]

Urlaub in der Heimat

Unsere nächste Reise in meine Heimat steht an. Nach unserem Osteraufenthalt bei meinen Eltern nehme ich mir nicht nur vor,

diesmal von Beginn an mehr Verantwortung für das tägliche Essen der Großfamilie zu übernehmen, sondern packe auch jede Menge vegane Basics ein.

Auch wenn meine Mutter mein Essverhalten immer noch verrückt findet, nimmt sie für mein Essen Öl statt Butter und schöpft mir das Gekochte ab, bevor sie Sahne reingießt. Im Gegenzug halte ich weitestgehend meinen Mund und lasse zu, dass sie Richard Fleisch anbietet, was er auch zweimal mit isst.

In meinem Vater scheint es zu arbeiten, ihm gefällt vor allem mein Gorilla-Argument – Gorillas sind stark, uns genetisch sehr ähnlich und dabei Pflanzenfresser. Ihm fällt außerdem ein, dass er schon als Kind im Libanon sehr wenig Fleisch gegessen hat. Die libanesische Küche ist ja – wenn nicht gerade Fleisch mit dabei ist – ohnehin ziemlich vegan. Man könnte den Libanon fast schon Veganon nennen. Vor allem aber ist die Küche sehr, sehr lecker! Mein Vater macht während unseres Aufenthaltes Taboulé und gebratenen Blumenkohl mit Sesamsauce – yummy!

Ich merke, wie ich insgesamt versuche, möglichst wenig Arbeit zu machen, aber es fällt mir auch wirklich sehr viel leichter als an Ostern, einfach, weil ich schon so drin bin im Veganen und nicht dauernd über Einschränkungen und Alternativen nachdenken muss. Während der Rest der Truppe eine Hühnchen-Obst-Reispfanne isst, darf ich den Reis mit Pinienkernen und frisch gepflückten Erbsen aus dem Garten genießen – ein Schuss Olivenöl darüber, köstlich! „Nein, lasst die Erbsen für Jumana", verteidigt meine Mutter mein Essen. Immer öfter habe ich das Gefühl, nicht zu verzichten, sondern bevorzugt zu werden.

Und in Syrien sterben täglich Menschen

In einer Diskussion während unseres Heimataufenthaltes kommt als Antwort auf mein Mitleid mit Tieren: „Und in Syrien sterben täglich

Menschen." „Ja", entgegne ich, „das ist AUCH furchtbar." Stephan kommt mir zu Hilfe: „Daran können wir aber gerade nun gar nichts ändern, was die Tiere angeht, aber schon."

Dass ich an so vielen Ungerechtigkeiten in dieser Welt nicht wirklich etwas ändern kann, ist übrigens auch der Grund, warum ich mir keine Nachrichten mehr anschaue, kaum mehr Tageszeitungen lese und mir nur einmal am Tag Radionachrichten anhöre. Es ändert nämlich rein gar nichts, ob ich darüber informiert bin oder nicht, und entzieht mir höchstens Lebenskraft, die mir dann nicht mehr zu Verfügung steht, um wirklich etwas zu ändern. Über Aktionen, die ich unterstützen kann, werde ich per Mail unter anderem von Campact, die Petitionen zu gesellschaftlich relevanten Themen starten, von der Albert Schweitzer Stiftung für unsere Mitwelt oder von den Aufdeckern von Lebensmittelskandalen „foodwatch" informiert. Ansonsten versuche ich mit meinem Verhalten anderen Menschen gegenüber und meinem Einkaufsverhalten die Welt ein kleines bisschen zu verbessern oder zumindest möglichst wenig Schaden anzurichten.

Da ich nicht für ein tagesaktuelles Medium arbeite, kann ich es mir auch als Journalistin erlauben, das aktuelle Geschehen zum Teil auszublenden, oder andersrum: Ich würde auch gar nicht für ein klassisches Nachrichtenformat arbeiten wollen, bei dem gilt: „Bad news are good news!"

Sehr gut gefällt mir in dem Zusammenhang auch die Website „newslichter.de" – was für eine tolle Idee! Bettina Sahling veröffentlicht nur gute Nachrichten auf ihrem Portal. In dem wir die Aufmerksamkeit auf das richten, was gut ist, und auf das, was wir ändern können, lassen wir uns von dem Leid und dem Bösen nicht runterziehen und verbessern die Welt – zumindest unsere kleine Welt um uns herum.

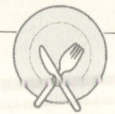

Wenn auch nicht die Welt,
dann doch wenigstens eine Stechmücke

Hab ich schon erwähnt, dass ich einen wundervoll emphatischen Ehemann habe? Als ich ihn bitte, mir bei der Rettung einer Stechmücke zu helfen, verdreht er zwar kurz die Augen, aber es ist mehr ein liebevolles als ein genervtes „Das auch noch!". Eigentlich mag er mein Mitgefühl sehr. Und irgendwie habe ich das Gefühl, dass uns das Entsetzen über Wietze wieder auf eine gemeinsame Ebene gebracht hat. In jedem Fall gelingt es uns, die Mücke zu retten und nach draußen zu setzen. Man muss eben nur wollen. Witzigerweise entdecke ich genau einen Tag später eine Werbung für ein Gerät, mit dem man Insekten fangen und sie nach draußen setzen kann, ohne sie zu verletzen.

Nachtrag: Das Ding ist super! Es braucht allerdings ein wenig Übung und Geschick, um die Insektenbeine nicht zu verletzen. Stephan kann es besonders gut!

Kindergeburtstagskuchen

Während unseres Aufenthaltes bei meinen Eltern feiern wir einen Kindergeburtstag. Damit auch ich beim Kaffeetisch etwas zu essen habe, backe ich einen veganen Kuchen. Auf „Russischen Zupfkuchen" fällt meine Wahl nach Durchforsten des Netzes. Eier werden darin wieder durch Sojamehl und Backpulver ersetzt und Quark durch Sojajoghurt. Aus Versehen hat hier wieder mal jemand Vanille-Sojajoghurt statt Natur-Sojajoghurt gekauft (dass jeder das Vanillesymbol übersieht, spricht nicht für den Hersteller), was den Kuchen aber bestimmt noch leckerer macht als das Original. Mir fällt auf, dass ich durch die Umstellung auf vegan viel experimentierfreudiger geworden

bin – ein bisschen nach dem Motto „Wird schon schiefgehen". Vielleicht lastet nicht so ein hoher Druck auf mir, denn ein Gericht wegzuwerfen, weil es nicht schmeckt, ist zwar schlimm, aber für mich ist es viel schlimmer, wenn etwas vom Tier weggeworfen wird.

Mein Kuchen steht auf dem Geburtstagstisch neben einem Schmandkuchen und neben einem Krümelkuchen. Und jetzt raten Sie mal, welcher Kuchen zuerst weggeputzt ist?

Erfahrungen eines Landtierarztes

Nach dem Lesen von Ruediger Dahlkes 'Peace-Food' habe ich das Gefühl, dass ich es mir doch ein wenig zu einfach mache, wenn ich mir absichtlich nur die Sachen durchlese, die mich in meiner Meinung bestätigen. Ich entlarve mein Verhalten wieder als „selektive Wahrnehmung" – mein Lieblingsbegriff aus meinem Publizistikstudium. Um ein wenig von der „anderen" Seite zu hören, besuche ich einen befreundeten Tierarzt in meinem Heimatort. Er hat täglich mit den Bauern und Tieren im Umland zu tun. Vor allem interessiert mich der Umgang der Bauern mit den Milchkühen. Ich frage ihn, inwiefern Milch von entzündeten Eutern tatsächlich in der Packung landet. Einer der Gründe, warum Ruediger Dahlke von Milchverzehr abrät.

Die Erfahrung des Tierarztes ist, dass die Bauern sehr genau darauf achten, die Milch der Kühe wegzuschütten, die eine Euterentzündung haben und deshalb mit Antibiotika behandelt werden. Täten sie das nämlich nicht, müssten sie mit einer empfindlichen Geldstrafe rechnen. Außerdem überprüften auch die Molkereien die Milch etwa alle zwei Tage. Fänden sie bei einem Bauern öfter entsprechende Entzündungs- oder Antibiotikawerte in der Milch, nähmen sie seine Milch nicht mehr an. Auch aus diesem Grunde achteten die Bauern sehr auf die Werte. Allerdings räumt er ein, dass beim Antibiotikawert tatsächlich früher eine Nulltoleranz-Grenze gegolten habe, durch

eine neue EU-Verordnung aber nun ein höherer Wert erlaubt sei. Insgesamt sei seine Beobachtung, dass die etwas größeren Betriebe sich wesentlich besser um ihre Tiere kümmerten als die seiner Meinung nach romantisierten kleinen Betriebe mit nur einer Handvoll Tiere. Da das Geschäft mit der geringen Anzahl an Tieren unrentabel sei, würden die Bauern sie häufig vernachlässigen, schlecht füttern und nicht auf Hygiene im Stall achten.

Auch die Hygieneverordnung der EU, die Hofschlachtungen nur noch für den Eigenbedarf erlaubt, hält er aus hygienischer Sicht für absolut richtig. Sonst würden tote Rinder auch schon mal auf einem schmutzigen Anhänger transportiert. In mir regt sich sofort der Gedanke: „Für den Fleischesser ist es zwar unhygienischer, aber für das Tier sicherlich wesentlich weniger stressig, auf dem eigenen Hof getötet zu werden."

Das Töten der Tiere im kleinen Schlachthof in meiner Heimatstadt übrigens hat nicht so viel mit den großen Massenabfertigungsbetrieben zu tun. Nur zweimal in der Woche wird hier überhaupt geschlachtet.

Bei unserem Gespräch kommen wir dann auch noch ausführlicher auf das Thema „Schlachten" zu sprechen. Ich lasse mir zwei Methoden der Betäubung bei der Schweineschlachtung von dem Tierarzt erklären. Bei der einen werden die Tiere von hinten und ohne es vorher zu bemerken, elektrisch betäubt und hängen dadurch wohl später nachweislich entspannt (zu erkennen an den geweiteten Pupillen) am Haken. Der Nachteil daran sei, dass die anderen Schweine, die das sehen, nervös werden. „Da quieken dann auch schon mal welche", ist seine Beschreibung dazu. Bei der anderen Methode werden die Tiere zu zwanzig in einer Art „Pater Noster" in eine tiefere Etage gefahren und dort mit CO_2 betäubt. Der Nachteil: Die Schlächter haben nur zwei bis drei Minuten Zeit, um alle zu töten. Das gelingt ihnen meist nicht, so dass manche Tiere bereits wieder wach sind, während sie geschlachtet werden.

Beim Schreiben fällt mir noch mehr auf, welches Gefühl sich bei mir schon beim Zuhören eingestellt hat. Natürlich ist es um ein Tausendfaches besser, wenn Tiere gut gehalten und nicht auf einem Massenschlachthof getötet werden, und sicherlich ist es für den Milch trinkenden Menschen besser, wenn er kein Antibiotika-Euterentzündungs-Gemisch trinkt, aber an meiner Entscheidung ändern diese Informationen rein gar nichts.

Dieser Versuch, sich dem Thema etwas technischer zu nähern, ist nicht wirklich die richtige Herangehensweise für mich. Sie funktioniert schon deshalb nicht, weil ja jeder Mensch unterschiedlich empfindlich ist. Diesem Tierarzt, den ich nur als äußerst liebevoll im Umgang mit unseren Haustieren erlebt habe und der für mich ein Mensch mit einem sehr großen Herzen ist, hat das Praktikum im Schlachthof, das ja jeder Veterinärmediziner durchlaufen muss, zum Beispiel nicht sehr viel ausgemacht, während mir eben schon beim bloßen Gedanken ans Schlachten das Herz schwer wird. Wahrscheinlich kann er mit dieser etwas nüchternen Einstellung kranken Tieren viel besser helfen als ich. Während ich schon keine Spritze setzen könnte, vermittelt er mit seiner Art den Tieren Sicherheit und Gelassenheit. Von daher ist er in seinem Beruf definitiv sehr hilfreich für Tiere. Und ich bin es in meinem – hoffentlich.

Gott lenkt – der Mensch denkt ...
der Saarländer schwenkt

Das Saarland, das kurz nach meiner rheinlandpfälzischen Heimatstadt beginnt, ist das kleinste Flächenbundesland Deutschlands, hat aber die größten Grillgeräte, die man sich vorstellen kann. Man nennt sie Schwenker (riesige Roste, die über dem Feuer hängen). Auch das Fleisch, das man auf diese Roste legt, wird Schwenker genannt und auch derjenige wiederum, der sich um das Grillgut kümmert, hat den

Namen Schwenker. Daran lässt sich schon eine gewisse Kultur des Grillens im Saarland erkennen. Alles, was nicht Fleisch ist, gehört traditionell natürlich nicht auf den Schwenker.

Als ich nun also höre, dass meine Tante und ihr saarländischer Mann uns zum Grillen einladen, sehe ich dieser Einladung relativ zwiespältig entgegen. Meine Mutter hat glücklicherweise schon mit ihrer Schwester über meine „Ernährungsanomalie" gesprochen, und da meine Tante für einen Partyservice arbeitet, weiß sie, was „vegan" bedeutet – ihre Reaktion ist ein saarländisches „A jo". Das lässt natürlich alles offen, und ich bin gespannt – eine Packung Tofuwürstchen und ein paar Maiskolben packe ich sicherheitshalber mit ein.

Wieder mal werde ich positiv überrascht: Meine Tante hat viele verschiedene Salate vorbereitet und von allen Salaten eine vegane Portion für mich abgeteilt. Es sieht richtig schön vorbereitet aus und ich komme mir gar nicht wie eine Aussätzige behandelt vor, im Gegenteil: Mein Essplatz ist der schönste. Darüber freute ich mich sehr und bringe das auch zum Ausdruck. Es bestätigt sich wieder: Wenn ich mich meinen Mitmenschen frisch und frei „zumute", gebe ich ihnen die Chance, mich nicht als Zumutung zu empfinden, sondern sich gut um mich als Gast zu kümmern.

Dass die Fleischplatten natürlich trotzdem völlig überdimensioniert sind und viel totes Tier an diesem Tag übrig bleibt, betrübt mich dennoch. Schlimmer, als das Essen von Fleisch zu sehen, ist für mich, Fleischreste zu sehen, von denen ein Teil vielleicht im Müll landen wird. Ich versuche, es soweit es geht, auszublenden, denn auch wenn mir manchmal danach ist, will ich nicht allen mit vorwurfsvollen Blicken den Appetit verderben. Dann wäre es in meinen Augen eigenverantwortlicher und konsequenter, Essenseinladungen bei Nicht-Vegetariern von vornherein auszuschlagen. Das möchte ich nicht.

Interessant finde ich, dass auch wieder einmal die Diskussion über das Essen von Tieren aufkommt, obwohl ich sie nicht angezettelt habe und mich diesmal sogar komplett raushalte. Immer wieder erlebe ich,

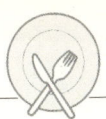

dass nur die Tatsache, dass ich esse, was ich esse, irgendetwas in meinem Umfeld auslöst. Dass also nicht nur meine engere Familie „betroffen" ist, sondern zwangsläufig alle Menschen um mich herum. Einfach weil gemeinsam zu essen etwas so Entscheidendes für uns Menschen darstellt. Wäre es die reine Nahrungsaufnahme, gäbe es dieses Buch nicht. Der Akt des Essens kann so verbindend sein – und damit auch genauso spaltend.

Ich ignoriere die Tiere, die da in Form von saarländischen Schwenkern vor mir liegen, erfreue mich an der Fürsorge meiner Tante und an Richards lautem Ausruf in Emilias Richtung, nachdem er die neuen Tofuwürstchen (die meine Schwester für mich aufgetan hat – Danke dafür!) getestet hat: „Die schmecken viel besser als echte Würstchen, ne?" Sie stimmt ihm zu! Ich glaube, der gute Geschmack liegt vor allem daran, dass meine Mutter sie richtig lange gebraten und damit noch ein großes Stück Toleranz mit reingearbeitet hat. Lecker waren die und ratzfatz weg!

Gelatine – jetzt aber endlich mal

Ich werde an die noch offene Gelatine-in-Zusammenhang-mit-Wein-Frage erinnert, einmal in Form einer Bioweinflasche, auf der ich das Label „vegan friendly" entdecke, und dann noch in Form einer E-Mail von foodwatch. In der Mail beklagt die Organisation, dass sich in vielen Produkten, unter anderem in Wein, versteckte tierische Inhaltsstoffe befinden. So viele Hinweise kann ich schlecht ignorieren, und so stelle ich mich heute also diesem Thema.

Zuerst einmal möchte ich wissen, was Gelatine ganz genau ist. In meinem Kopf ist „aus Schweinefüßen gewonnen" abgespeichert. Von PETA bekomme ich eine genaue Auflistung tierischer Inhaltsstoffe und ihrer Herkunft und erfahre, inwiefern sie worin verwendet werden und welche nicht-tierischen Alternativen es zu diesem Stoff gibt. Ich

erfahre auch, dass Gelatine ein Protein ist, das durch das Kochen von Haut, Sehnen, Bändern und/oder Knochen in Wasser erhalten wird. Die Tiere, aus denen man Gelatine gewinnt, sind Kühe und Schweine. Verwendet wird das Gemisch in Kosmetika, als Verdickungsmittel in Fruchtgelees, Puddings, Süßigkeiten, Kuchen, Eiscreme, Joghurt, Fotofilmen, Vitamintabletten und zur Klärung von Weinen und Säften. Statt tierischer Gelatine können Irländisches Moos, Meeresalgen wie z. B. Agar-Agar, Fruchtpektin, Dextrine oder Johannisbrotkernmehl benutzt werden.

Es stimmt also tatsächlich! Wein ist nicht automatisch vegan. Da ich weiß, dass PETA eine ausführliche Liste tierversuchsfreier Kosmetik führt, rufe ich meine liebe Sabine Weick an, um zu erfahren, ob es eine solche Liste auch für Weine gibt. Leider gibt es sie bei PETA noch nicht. In Restaurants oder Bars wird es also wohl schwierig zu wissen, ob der Wein nun mit Gelatine geklärt ist oder nicht. Um etwas über unseren Lieblingshauswein zu erfahren, kontaktiere ich den Hersteller. Glück gehabt, unser Cabernet Sauvignon ist vegan.

Darüber hinaus finde ich dann aber auch noch eine sehr umfangreiche Liste der Firma „Riegel Weinimporte". Ich telefoniere mit einer sehr freundlichen Kundenbetreuerin, die mir noch folgende Information zu dem Label „vegan friendly" zukommen lässt:

„Wir beziehen uns auf die Definition des britischen Ministeriums Food Standards. In der europäischen Gesetzgebung gibt es keine Definition veganer Weine.

Die Vinifikation veganer Weine schließt die Verwendung von Tieren oder tierischen Erzeugnissen und die Verwendung von Hilfsstoffen, die aus oder mithilfe von Tieren oder tierischen Erzeugnissen (einschließlich Erzeugnissen von lebenden Tieren) hergestellt wurden, aus.

Vegan friendly, bedeutet, dass die Weine ohne Hilfsmittel, die mit Tieren oder tierischen Erzeugnissen oder die aus oder mithilfe von Tieren oder tierischen Erzeugnissen (einschließlich Erzeugnissen von

lebenden Tieren) hergestellt wurden, produziert sind. Klingt kompliziert, im Weinbereich kann man das konkretisieren:

Wein ist vergorener Traubensaft. Also ein rein pflanzliches, vegetarisches Produkt. In der Weinerzeugung, auch bei Biowein, sind allerdings Hilfsstoffe zugelassen, die teilweise tierischen Ursprungs sind. Gelatine wird verwendet, um den Wein zu klären. Eiklar ist eins der ältesten Weinbereitungsmittel überhaupt und kann eingesetzt werden, um Gerbstoffe zu binden. Hausenblase ist die Schwimmblase des Hausen, einer Störart, die hauptsächlich aus Kollagen besteht und zur Klärung von Wein und übrigens auch von Bier eingesetzt werden kann. Bei Zugabe von 1 g/hl Wein reagiert Kollagen mit Gerbstoffen, die sich zu größeren Verbindungen zusammenschließen und beim Absetzen andere Trübstoffe mitnehmen.

Ab der Weinlese 2012 gibt es endlich Richtlinien für den Anbau von ökologischen Weinen. Ab dann müssen diese önologischen Hilfsmittel aus ökologischer Herstellung sein, sind aber weiterhin erlaubt.

Bei veganen Weinen werden anstelle tierischer Erzeugnissen Bentonit (natürliche Mineralerde) und Kieselsol (flüssige Kieselsäure) zur Klärung und Stabilisierung eingesetzt."

Jetzt weiß ich es aber wirklich ganz genau! Nicht nur Gelatine, sondern auch Eiklar und Hausenblase machen den Wein also oft zu dem, was er ist.

Und auch Fruchtsäfte werden mit Gelatine geklärt. Hier hilft PETA beim Einkauf mit einer Auflistung veganer Säfte weiter. Sogar mit einer App, der „PETA2 vegan shopping guide"-App für Smartphone und iPad. Glücklicherweise entdecke ich in der Liste die Säfte, die wir gerne kaufen. Noch eine gute Nachricht also.

Sabine Weick erklärt mir, dass solche Listen schwer zu erstellen und aktuell zu halten sind, da sich zum Beispiel manchmal Rezepturen ändern oder neue Säfte dazukommen. PETA liege viel daran, die

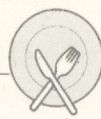

Menschen vor allem darüber aufzuklären, wo sie sich informieren können. Sie rät dazu, sich über die Vegan-Foren im Internet auf dem Laufenden zu halten. Sie fände es wünschenswert, wenn neben dem Kennerblick auf die Zutatenliste ein einheitliches, offizielles Vegan-Label eingeführt würde, das gerade für Neu-Veganer eine echte Erleichterung sei.

Da kann ich ihr nur zustimmen. Wir sprechen auch noch darüber, wo die Grenze zu ziehen ist. Sie sagt in dem Zusammenhang, dass streng genommen biologisch-dynamisch angebautes Gemüse und Obst nicht vegan sei, weil es mit Tierkot gedüngt werde. Inzwischen gebe es wohl auch schon bioveganen Landbau, aber damit könne man zum jetzigen Zeitpunkt nicht alle Veganer versorgen. Letztlich müsse jeder Veganer hier selbst entscheiden. Sie finde es recht einfach, Fleisch, Fisch, Käse, Milch und Eier zu ersetzen. Diese seien direkt mit tierischem Leid verbunden und kurbelten eine Industrie an, in der Tiere und ihr Leben nichts wert seien. Veganismus sei für sie aber kein Dogma und keine Religion. Es gehe einfach darum, tierisches Leiden zu vermeiden, soweit es uns möglich sei.

Eine gesunde Einstellung, wie ich finde. Mein Gefühl in puncto Grenze ziehen ist klar. Wenn ich weiß, dass Gelatine zur Klärung gebraucht wurde oder in einem Produkt enthalten ist, möchte ich es nicht essen oder trinken. Das für den Alltagsgebrauch herauszufinden, ist nicht allzu schwierig. In „normalen" Restaurants werde ich in Zukunft eher keinen Wein mehr trinken. Bleibt die Frage: Was ist beim Essen bei Freunden? Zumal unsere Kochrunde schon gescherzt hat: „Wenn das mit dem Essen so kompliziert ist, trinken wir einfach in Zukunft mehr." Das werde ich erst einmal auf mich zukommen lassen. Mal schauen, wie ich es dann handhaben werde.

Klar bin ich aber auch in dem Punkt, dass ich keine chemischen Dünger und auch nicht wegen des Dungs auf Bioware verzichten möchte. Für den Fortbestand unserer Erde, so wie wir sie kennen, und damit der Lebensgrundlage aller Lebewesen ist biologisch-dynamischer

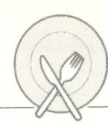

Anbau ja auch nicht ganz unwichtig. Der erste Schritt muss hier sicher vor dem zweiten gemacht werden. Wenn wir Konsumenten erst einmal alle mehr in Bioqualität und vegan einkauften, dann müsste sich doch zwangsläufig der biovegane Landbau entwickeln – die Nachfrage bestimmt schließlich das Angebot. Das ist aber noch Zukunftsmusik und wird dann eher Inhalt eines Fortsetzungsbandes.

Weitere tierische Produkte

Beim Überfliegen der anderen tierischen Inhaltsstoffe der PETA-Liste stoße ich auf Moschus, Naturschwämme und andere tierische Erzeugnisse, was mir zeigt, dass ich doch zum Teil immer noch ziemlich naiv durch die Welt laufe. Nicht ein einziges Mal bin ich in den letzten Monaten darauf gekommen, dass Pommes natürlich auch in tierischem Fett frittiert werden könnten. Glücklicherweise fallen mir ohnehin nicht so viele Pommes-Portionen ein, die ich unterwegs gegessen habe.

Nicht dass ich Moschus benutzen würde, aber ich wusste nicht, dass es nicht aus einer Pflanze stammt. Es handelt sich laut PETA-Liste um eine „getrocknete Sekretion, die in schmerzhafter Weise von den Genitalien von Moschusochsen, Bibern, Bisamratten, Zibetkatzen und Ottern gewonnen wird". Moschus wird nicht nur in Kosmetika, sondern auch in Geschmacksstoffen in Lebensmitteln verwendet. Autsch!

Auch bei Naturschwämmen habe ich mir nie überlegt, woher sie stammen. Ich bin doch eine unbewusstere Einkäuferin, als ich dachte. Der Naturschwamm ist ein Meerestier, das eben nur pflanzenartig aussieht. Außerdem ist es vom Aussterben bedroht. Klingt ja auch super: Naturschwämme. So natürlich eben. Der Hinweis „natürlichen Ursprungs" deutet laut PETA oft auf einen tierischen Ursprung hin. Vor allem im Bereich Gesundheit und in der Kosmetik.

Dass sogar die Plazenta, also die Nachgeburt von Tieren, in Cremes, Shampoos und Masken landet, hätte ich nicht gedacht. Wenn ich das

alles so lese, bin ich froh, dass ich nur noch mit „vegan" gekennzeichnete Produkte zu Hause habe. Die Herstellerangabe „vegan" ist zwar freiwillig, aber ein bisschen Vertrauen in die Welt und in manche Hersteller will ich auch weiterhin haben.

Fünf kinderfreie Tage

Der Wahnsinn – ich habe ab dem heutigen Nachmittag fünf Tage Zeit, um zu schreiben. Ein Buch zu schreiben, mit einer halben Stelle als Moderatorin und einer Vollzeitstelle als Mutti, ist nämlich gar nicht so einfach. Stephan fährt mit den Kindern zum Zelten, und ich freue mich auf die Zeit, die ich mir frei einteilen kann. Herrlich!

Bei meinen Freundinnen habe ich mich abgemeldet, damit ich die Zeit nicht am Telefon verquassele, und der Nachbarin habe ich erklärt, dass ich nur auf Feuerrufe reagiere. Die ganze Woche über habe ich schon hier mal aufgeräumt und da mal geputzt, um eine wirklich einladende Umgebung zu haben und auch, um mir nicht plötzlich bei einem Hängenbleiben im Text etwas zu suchen, das ja dringend noch gemacht werden muss. Zum kulinarischen Einstieg esse ich erst mal ein leckeres „Ich würde mich am liebsten in die Avocado reinlegen"-Brot und trinke dazu einen grünen Tee. Damit gehe ich frisch ans vegane Werk. Als Erstes widme ich mich den Themen, die ich auf die lange Bank geschoben habe: Honig, Vitamin B_{12} und Soja.

Honig

Ganz ehrlich – mit den Bienen hatte ich bisher nicht so richtig Mitleid. Deshalb habe ich auch weiterhin Honig benutzt. Aber ebenfalls ganz ehrlich: Ich habe mich bisher nicht weiter mit dem Thema beschäftigt. Das ändere ich jetzt. Zuerst einmal will ich wissen,

wie genau wir an den Honig der Bienen kommen. Der Verein „Animal Rights Watch" erklärt die Honigproduktion auf seiner Internetseite folgendermaßen:

„*Bienen sammeln Blütennektar und Pollen. Der Nektar ist ihre wichtigste Nahrungsquelle, ihre Eiweißversorgung decken sie über die Pollen, die sie an ihren Hinterbeinen sammeln. Damit übernehmen sie eine wichtige Rolle bei der Bestäubung von Blüten. Außerdem nehmen die Bienen den sogenannten Honigtau auf, eine Ausscheidung von Blatt- und anderen Läusen. Der Nektar gelangt über den Saugrüssel in ihren Honigmagen, der dem Darm vorgeschaltet ist. Zur Versorgung anderer Stockmitglieder wird der Nektar wieder erbrochen. Einen Teil vermischen die Bienen mit konservierenden Drüsensekreten und verdicken diese Mischung, die in den Waben als Wintervorrat gelagert wird. Dieser Vorrat ist der Honig, den der Imker wieder aus den Waben herausschleudert. Stattdessen bekommen die Bienen eine konzentrierte Zuckerlösung, die sie aber nicht vollwertig ernähren kann. Für die Erzeugung von 1 kg Honig müssen die Bienen etwa 3 kg Nektar sammeln.*"

Außerdem führt Animal Rights Watch jede Menge Argumente an, die dagegen sprechen, Bienen den Honig wegzunehmen:

„*Ein Bienenschwarm wirkt fast wie ein einziges Lebewesen. Das Volk ist in der Lage, sich ständig neu zu organisieren und auf bestimmte Situationen einzustellen. Das betrifft natürlich auch die Verteidigung des Bienenstocks. Ein Imker ist ein Feind, der entsprechend bekämpft wird und sich auf Stiche einstellen muss. Der Bienenstachel ist mit Widerhaken versehen und bleibt nach dem Stich in der Haut hängen. Das bedeutet den Tod für die angreifende Biene.*

Aber nicht nur die Verteidigung des Stocks, auch andere Begleiterscheinungen der Bienenhaltung kosten Insektenleben. Während die Arbeiterinnen im Sommer nur ein paar Wochen und im Winter einige Monate leben, kann eine Königin bis zu fünf Jahre alt werden.

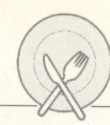

Die Aufgabe der Königin ist es, Eier zu legen. Diese Legeleistung lässt mit der Zeit nach und die Königinnen werden oft mit nur zwei Jahren getötet. Frisch geschlüpfte Königinnen, die nicht den Anforderungen entsprechen, werden direkt aussortiert. Unproduktive Völker können mit Hilfe von Schwefel vernichtet werden, denn die Wirtschaftlichkeit eines Volkes hat Priorität, nicht die Bedürfnisse der Bienen."

Da haben wir es mal wieder: Es geht wohl immer um die Produktivität. Dennoch meldet sich mein Herz noch nicht so ganz. Ich wundere mich ein wenig darüber, weil ich doch inzwischen sogar Stechmücken rette. Ich entscheide mich dennoch auf rationaler Ebene, auch Honig durch Zucker oder Agavendicksaft zu ersetzen.

Am Ende des Artikels findet sich neben der Information, dass Honig gar nicht so viel gesünder sei als Haushaltszucker, auch noch ein Rezept für veganen Honig. Es gibt wohl doch für alles einen Ersatz!

Vitamin B₁₂
...die Zweite

Wie schon in der Episode „Vitamin B$_{12}$ – die Erste" erwähnt, ist dieses Vitamin das einzige, das wir aus Sicht der Schulmedizin nur aus Tierischem ziehen können. Wir benötigen das Vitamin für die Blutbildung, für die Zellteilung und für die Funktion der Nerven. Es ist entscheidend für das gesunde Wachstum von Kindern. Eine Unterversorgung kann zu Blutarmut und neurologischen Störungen führen.

Obwohl ich mir immer noch keine Sorgen um einen möglichen Vitamin-B$_{12}$-Mangel bei mir mache, möchte ich mich dennoch mit diesem vermeintlichen Totschlagargument gegen vegan beschäftigen: „Ha, dann bist du ja unterversorgt!"

Erst einmal fühle ich mich durch die Recherche darin bestätigt, keine Angst vor einem sofortigen Mangel zu haben, da Erwachsene über

einen großen Vitamin-B$_{12}$-Speicher verfügen, der bis zu 5 Jahre ausreichen kann, ohne dass sich Mangelerscheinungen zeigen.

Außerdem lese ich im „Kursbuch gesunde Ernährung" zwar, in welchen tierischen Quellen das Vitamin enthalten ist, erfahre aber auch, dass die wohl beste Quelle für Vitamin B$_{12}$ Algen wie zum Beispiel Chlorella und die blaugrüne Süßwasseralge Spirullina seien. Also gibt es doch unterschiedliche Aussagen zu diesem Punkt.

Die Veganbefürworter Dr. Henrich und PETA aber raten zu angereicherten Lebensmitteln oder Nahrungsergänzungsmitteln. Algen esse ich zu selten, also sollte ich B$_{12}$ supplementieren, denn einen Mangel zu riskieren, ist zu gefährlich.

Da ich eine Abneigung gegen Nahrungsergänzungsmittel habe, finde ich es großartig, dass es auch eine Zahnpasta gibt, die nicht nur vegan, sondern auch noch bio ist und Vitamin B$_{12}$ enthält. Über die Mundschleimhaut nimmt man das Vitamin außerdem wohl besonders gut auf. Gleich am nächsten Tag kaufe ich diese Zahncreme und sie schmeckt auch noch! Wenn meine Kinder doch noch komplett vegan werden, dann werde ich auch ihnen diese Zahnpasta geben.

Soja für Kinder

Dass die Sojabohne nicht ganz unumstritten ist, weiß ich schon eine ganze Weile. Allerdings dachte ich immer, es drehe sich dabei vor allem um den Anbau von Sojabohnen für die Fütterung der Tiere in der Massenhaltung. Was ich nicht wusste, ist, dass Soja auch den Östrogenspiegel des Menschen erhöht. Gerade bei kleinen Kindern gilt die Bohne daher als sehr umstritten.

Da war Emilias Abneigung gegen Sojageschmack ja ein gutes Warnsignal ihres Körpers. Gerade am Anfang der Umstellung habe ich ziemlich viel Sojamilch benutzt; seitdem ich über den Östrogengehalt Bescheid weiß, benutze ich sie nur noch selten und meist nur für mich.

Auch Tofu, Sojajoghurt und Sojamehl werde ich nur noch in Maßen für die Kinder verwenden. Inzwischen versetzt mich diese neue Information nicht mehr in Panik. Ich habe genügend Ausweichmöglichkeiten. Als ich noch nicht so gefestigt war, hätte mich das wahrscheinlich zutiefst erschüttert: „Jetzt auch noch das. Kann man denn überhaupt noch irgendetwas richtig machen?" Heute denke ich, dass man einfach nie auslernt und dass uns jeden Tag neue Informationen über Gefahren in Lebensmitteln erreichen können. Wichtig ist wahrscheinlich, von allem nicht zu viel zu essen und zu trinken – eben alles in Maßen.

Werder und Wiesenhof

Fußball spielt in meinem Leben eine große Rolle. Das liegt daran, dass Richard fußballverrückt ist und damit meine ich fußballverrückt. Wenn er nicht gerade selbst im Garten kickt, baut er aus allen möglichen Materialien Fußballstadien. Er kann darauf einen ganzen Tag Zeit verwenden. Seine Welt teilt er nach Fußballkriterien ein: Ist heute Zeit zu spielen? Mag er oder sie Fußball? Ist hier genug Platz zum Rennen und Schießen?

So finde ich mich mindestens alle zwei Tage im Garten zwischen zwei Toren wieder, um mit ihm wenigstens eine halbe Stunde seine größte Freude zu teilen. Als Zuschauerin kommt das Fußballfieber bei mir nur bei Europa- und Weltmeisterschaften bei Deutschlandspielen auf – dann aber mit Leidenschaft. Dennoch fand ich es eine ganz niedliche Angelegenheit, dass Stephan (obwohl nicht ganz so fußballverrückt wie Richard) gleich nach unserem Umzug nach Bremen für uns alle die Werder-Mitgliedschaft beantragt hat. Die Bundesliga interessiert mich nicht die Bohne, aber dass Werder eine ganz nette Truppe ist, habe ich doch nebenbei mitbekommen.

Und nun das: Werders Hauptsponsor für die neue Saison ist Wiesenhof. Das finde ich natürlich zum Brechen. Stephan im Übrigen

auch. Er hat sofort gesagt, dass er unsere Mitgliedschaft kündigt und in Zukunft mit den Kindern zu Spielen des FC Oberneuland gehen wird. Cool!

Irgendwie nerven mich aber bei längerem Nachdenken folgende Punkte an der öffentlichen Protestwelle nach der Wiesenhof-Ankündigung:

1. Durch den Wiesenhofskandal ist dieser Hersteller zwar in besonderem Maße aufgefallen, aber ich frage mich, ob es den Tieren hilft, wenn Verbraucher zur nächsten Hähnchenmarke wechseln, die ihr Fleisch ebenso billig anbietet wie Wiesenhof. Wenn 400 g Hähnchenschnitzel 2,69 € kosten, ist die Wahrscheinlichkeit wohl gering, dass ein Tier artgerecht gehalten worden ist.

2. Ich frage mich, inwiefern sich die Entscheider bei Werder Bremen über die Reaktionen der Fans Gedanken gemacht haben. Vielleicht fiel während der Überlegung ein Satz wie: „Na komm, da treten ein paar Leutchen aus und in ein paar Wochen ist das Ding durch." Das Traurige daran finde ich, dass diese fiktive Stimme wahrscheinlich recht behalten wird.

3. Etliche Fans treten der Protestgruppe bei Facebook bei, aber werden die Fans auch den Spielen fernbleiben? Ich glaube nicht.

Ich wünsche mir vor allem eines: dass sich aufgrund dieser Geschichte Menschen beim nächsten Stadionbesuch überlegen, ob sie, wenn schon nicht aufs Spiel, dann wenigstens auf die Bockwurst verzichten und darüber nachdenken, ob es den Schweinen, aus denen die Wurst hergestellt ist, besser geht als Wiesenhofhühnern.

Nachtrag: Irgendwie fällt es Stephan und mir sehr schwer, die Mannschaft nicht mehr zu mögen. Richard erspürt genau unser Dilemma und fragt: „Wenn Werder ohne Wiesenhof ist und gegen den Verein xy spielt, für wen seid ihr dann?" Tja, da wären wir dann doch für Werder.

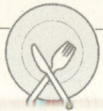

Vegane Kochbücher

Stephan ärgert sich immer über die Darstellung veganer Köche auf ihren Büchern, die immer besonders gesund aussähen, sich dabei besonders lässig gäben und dabei aus seiner Sicht in „Winner"-Position vermitteln wollten, wie viel Genuss und Freude veganes Essen bringe.

Ich ziehe als Antwort auf das Kochbuch von Björn Moschinski „Vegan kochen für alle" das unseres heiß geliebten Jamie Oliver aus dem Regal: Die Fotos sind sich in höchstem Maße ähnlich und haben ganz klar dasselbe Marketingziel, welches auch immer sich die Marketingabteilungen der Verlage da überlegt haben.

Ich gebe Stephan recht, dass Attila Hildmanns veganes Victory-Zeichen auf dem Titelbild des „Vegan Kochbuch Vol. 1" vielleicht ein bisschen übertrieben ist, aber aus dem Buch habe ich bisher noch am meisten gekocht. Alles also nur Äußerlichkeiten, auf die es doch eigentlich nicht ankommt.

Klar ist, dass Herausgeber veganer Kochbücher in der Tat mit einem anderen Selbstverständnis antreten als ein Jamie Oliver oder Alfred Biolek. Aber das ist für mich auch kein Wunder. Auch wenn Jamie Oliver gefühlt den Startschuss für eine neue bewusstere Form der Ernährung gegeben hat, baut er dennoch seine Kompositionen auf derselben langen Tradition des Essens auf wie alle anderen „Allesesser-Kochbücher". Vegan zu kochen ruft erst mal viele Vorurteile hervor. Darum wissen ja auch die Verlage. Diesen Vorurteilen will man wahrscheinlich automatisch entgegenwirken, indem man die gängigen Klischees schon im Vorfeld zunichtemacht. Damit nicht im Kopf der Adressaten automatisch das Bild der langweiligen Öko-körnervollkornmutti entsteht, bildet man lieber einen sportlichen jungen Mann ab. Würde ich auch so machen. Auch wenn ich mir die veganen Foren und Websites so anschaue, haben viele Veganer den Anspruch, mit guten Rezepten die fleischessenden Mitbürger zu

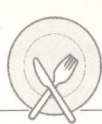

überzeugen. Auch ich hatte beim Schreiben des Konzeptes für das Buch noch diesen Wunsch. Aber mich hat die Einstellung von Dr. Ernst Walter Henrich zu diesem Thema beeindruckt, und wenn ich sie mit meinen Erfahrungen abgleiche, kann ich nur sagen: Er hat recht. Im Gästebuch seiner Seite „Provegan" antwortet er einer Frau, die der Meinung ist, dass man Menschen zwar aufklären sollte, sie aber nur mit leckerem veganen Essen überzeugen könne:

„Meine Erfahrungen sind ganz anders. Viele Leute sind aufgeschlossen und werden aufgrund guter Informationen vegan. Täglich bekomme ich solche Nachrichten. Wenn aber jemand aufgrund fehlender Intelligenz den Zusammenhang mit seiner Gesundheit nicht erkennt und/oder aufgrund mangelnder Moral sich nicht um Tiere, hungernde Menschen und die Klimakatastrophe schert, der wird auch aufgrund ‚leckeren veganen Essens' nicht vom Veganismus zu überzeugen sein. Da Fleischgerichte auch lecker sein können, sehe ich keinen Grund, ausschließlich wegen des Geschmacks vegan zu werden. Von einem solchen Fall habe ich auch noch nie gehört."

Auch ich habe mir abgewöhnt, andere mit guten Gerichten überzeugen zu wollen. Mich hatte ja auch die vegane Woche bei Mariana noch nicht gleich zur Veganerin gemacht. Irgendwie muss es woanders „Klick" machen, nicht im Hirn, nicht auf der Zunge, sondern im Herzen.

Dennoch glaube ich, dass Marianas selbstverständliches Kochen Einfluss auf meine Entscheidung genommen hat, weil ich gemerkt habe: Ja, das geht! Niemand verhungert in der Familie. Und dass man möglichst viele Rezepte braucht, um für sich die richtigen Sachen rauszufinden, das finde ich auch! Deshalb finden Sie ja auch am Ende des Buches eine Sammlung kindererprobter Rezepte von mir und anderen Eltern.

Nachtrag: Fünf Monate später erlebe ich Attila Hildmann live kochend auf der Bühne eines Vegan-Kongresses in Hamburg. Was für

ein motivierender, frischer, authentischer Typ: Dem traue ich auch zu, mit gutem Essen, aber vor allem mit seiner ansteckenden Art Menschen zu „veganisieren". Und dafür bekommt er von mir ein dreifaches „Attila Vegan Victory".

Vegan = schlanker?

Meine Entscheidung, mich vegan zu ernähren, hatte für mich nichts mit dem Thema Abnehmen zu tun. Aber in den letzten Tagen taucht der Zusammenhang immer wieder in Gesprächen auf. Zum einen bemerkt eine Freundin, dass ich schon abgenommen hätte, eine Bekannte sagt mir sogar leicht besorgt, ich sei so schmal geworden, und dann spreche ich zu guter Letzt noch mit Lydia, die nicht der Tiere wegen, sondern aus gesundheitlichen Gründen und zum Abnehmen vegan isst.

Typisch ist ja schon mal, dass in dieser Aufzählung nur Frauen vorkommen. Frauen machen sich eben oft Gedanken um ihre Figur und ihr Gewicht. So war es auch bei mir an einigen Stellen in meinem Leben. Drei Mal habe ich mich ernsthaft zu dick gefunden. Nach meinem Auslandspraktikum in Cannes zum Beispiel. Dort hatte ich 6 kg zugenommen und bin mit 65 kg in die Heimat zurückgekehrt. Die Fettpölsterchen wurde ich dank eines tollen Studentenfitness-studios und dank des Fitnessprogramms eines netten Sportstudenten innerhalb von drei Monaten wieder los. Zum Glück, ich hatte mich nämlich sehr unwohl gefühlt.

Die größte Gewichtzunahme in meinem Leben verdanke ich meinem Sohn – satte 24 kg mehr wog ich am Ende der Schwangerschaft. Ich fühlte mich wie ein Walross, verstand aber nach einigen Wochen, dass ich das ungewöhnliche Mehr an Kilos für seinen großen Stilldurst brauchte. Durch nichts verliert man schneller Gewicht als durchs Stillen. Seitdem erinnere ich mich nur noch an eine kurze Phase des

gefühlten Übergewichts – beim Umzug nach Bremen, als ich meine Freundinnen und mein Leben in Wuppertal vermisste.

Alles in allem kann ich sagen, dass ich bisher in der glücklichen Lage war, nur kurze Phasen lang richtiges Frustessen zelebriert zu haben, und dass ich das dann mit Sport auch glücklicherweise wieder ausbügeln konnte. Denn am wohlsten fühle ich mich schon immer, wenn ich nicht mehr als 60 kg wiege. Ich würde lügen, wenn ich sagte, ich hätte durch die vegane Ernährung ernsthaft abgenommen, ein oder zwei Kilo vielleicht. Was sich aber verändert hat, ist meine Einstellung. Ich stelle mich nicht mehr täglich auf die Waage. Früher war sie fester Bestandteil meines Alltags, heute denke ich: „Wozu brauche ich eine Waage?" Ob sie nun 57, 58 oder 59 kg anzeigt, ist doch völlig egal. Ich kann ganz sicher sein: Mehr nehme ich mit dem veganen Essen sowieso nicht zu – es sei denn, ich ernähre mich von zu viel Weißbrot. Ich fühle mich in meinem Körper einfach so richtig wohl, und das verdanke ich auch meiner neuen Art zu essen.

Genuss, die Erste:
Lust ist nicht meine oberste Lebensmaxime

Manches Mal nervt es mich, wenn ich in den veganen Foren oder Kochbüchern immer wieder lese, dass das Vegan-Sein keinerlei Verzicht bedeute. Für mich stimmt das nicht. Ich habe auch keine Lust zu behaupten, dass mir nicht manchmal etwas fehlt. Wenn ich im Restaurant sitze und von den 40 Gerichten eines eventuell mit bestellter Veränderung geht oder wenn Stephan sich und unseren Gästen einen Schafskäse mit leckeren Kräutern und Knoblauch grillt oder wenn ich in der Bioeisdiele nicht mehr das sensationelle Quark-Sesam-Eis bestelle. Ja, Ihr Zweifler und Kritiker, Ihr habt recht. Ich verzichte auf etwas. Es stimmt! Aber auch wenn es manchmal schwer ist, so tue ich es doch immer noch freiwillig.

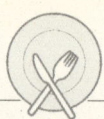

Deshalb antworte ich auch auf die Frage „Darfst du das essen?!" immer: „Ich darf schon, aber ich will es nicht!" Ich will nicht, dass für meinen kurzen Genussmoment des Käses auf der Zunge Säuglinge von ihrer Mutter getrennt werden, und deshalb verzichte ich gerne!

Verzicht ist doch auch an sich nicht immer nur schrecklich. Wir verzichten doch auch gerne auf Alkohol, wenn ein Baby in uns heranwächst, wir verzichten auf einen Wochenendtrip nach London, wenn wir einen Säugling zu Hause haben, und wir verzichten auf einen One-Night-Stand, weil wir liiert sind. Allesamt sicherlich verlockende Angebote und für sich gesehen auch eine tolle Sache, aber eben nicht, wenn wir wissen, welcher Rattenschwanz hintendranhängt. Und es ist im besten Fall nicht die Angst vor Bestrafung, sondern unser Gewissen, unsere innere Stimme, die uns zuflüstert: „Du brauchst es nicht!" Und wir werden belohnt für unseren Verzicht. Mit einem gesunden Kind, mit einem strahlenden Säugling und mit einer aufrichtigen Partnerschaft. Vor allem aber sind wir mit uns selbst im Reinen, wenn wir nicht gegen unser Inneres handeln. Und so ist das bei mir auch mit den nicht-veganen Verlockungen. Zuletzt war es an Emilias Geburtstag die Smarties-Packung für unseren traditionellen Schokogeburtstagskuchen. Leider war im Internetshop die vegane Version „Buntinis" nicht lieferbar. Die Smarties-Packung lachte mich förmlich an, und dann machte Stephan auch noch genau das, worauf ich die allergrößte Lust hatte: die Packung ansetzen und einfach eine Menge Smarties in den Mund kullern lassen. Das fand ich früher auch großartig. Aber das Schöne ist, dass diese Momente immer seltener kommen und immer kürzer andauern. Anscheinend hat die Verführerstimme in meinem Hirn gemerkt, dass sie sowieso keinen Erfolg hat. Sie gibt langsam auf. Immer öfter verzichten führt zu dem Gefühl, weniger zu verzichten. Eine sehr angenehme Entwicklung im Prozess. Irgendwann schreibe ich vielleicht auch in einem Internetforum, dass Vegan-Sein für mich keinerlei Verzicht bedeutet.

Genuss, die Zweite:
Lust versus Genuss

Nach dem Mittagessen ziehe ich automatisch die Schublade mit veganen Süßigkeiten auf, um mir Zartbitterkekse oder die vegane Schokolade „Schakalode" herauszuholen, mir einen Kaffee an unserer Espressomaschine zu drücken, als ich merke, dass ich eigentlich viel mehr Lust auf die frisch gekauften Zwetschgen von „Kimme und Korn" habe. Dabei kommt mir plötzlich ein merkwürdiges Gefühl von Freiheit; ja, „Freiheit" drückt es am besten aus, weil ich merke, wie ich meinen Körper und seine Bedürfnisse besser hören kann. So auf mich zu hören wiederum (die Zwetschgen schmecken köstlich!) stimmt mich richtig froh.

Ich erkenne, warum: ich fühle mich befreit von Sucht. Es steht mir frei, den Kaffee mit der Süßigkeit zu wählen oder aber frisches süßes Obst oder Trockenfrüchte oder auch gar nichts zu essen. Ich kann es kaum erklären, aber es ist, als wäre mein Suchtzentrum im Gehirn ausgeschaltet. Früher dachte ich auch, dass mein Körper das dringende Bedürfnis nach Schokolade hat, aber es war in Wirklichkeit nur etwas Suggeriertes – so scheint es mir im Vergleich. Ein tolles Gefühl!

Darüber will ich noch etwas genauer nachdenken. Wann habe ich in der Vergangenheit so richtig geschlemmt wie Gott in Frankreich? Genau – in meiner Zeit in Frankreich. Ein Jahr habe ich im Süden des Landes gelebt. Dort habe ich in einem Hotel in Cannes gearbeitet und viel zu viel Baguette, Pain au chocolat und du fromage gegessen und dazu viel zu viel Vin rouge getrunken.

Wenn ich an die Zeit zurückdenke, sehe ich mich mit meiner Freundin und Mitpraktikantin zwar genüsslich Baguette mit Camembert essen, aber genauso erinnere ich mich an mein Entsetzen über meine Oberschenkel, die ordentlich Fett ansetzten. Ich hatte Heimweh und habe mich ein Stück weit mit dem Essen getröstet. Mir wird das erst

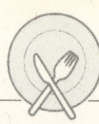

jetzt beim Schreiben klar, dass diese Situation doch einen schalen Beigeschmack hatte: Wenn ich mir gedanklich den Camembert auf die Zunge zurückhole, gehe ich gleichzeitig mit der Hand an meinen Oberschenkel und fühle den Schmerz des Heimwehs in meinem Herzen noch einmal hochkommen. Wenn ich meine Lust für einen Moment befriedige, ist das dann echter Genuss?

Wenn ich heute in meinen knackigen Salat ohne Käse beiße, genieße ich ihn vielleicht in Wahrheit mehr als den „Salade chèvre chaud" in Cannes, an den ich mit Lust zurückdenke.

Späte Erkenntnisse

Ach herrje, gerade erst habe ich die fantastischen Weltmeisterbrötchen eines stadtbekannten Bremer Bäckermeisters kennen- und lieben gelernt. Ich habe nach den Zutaten gefragt, und es war alles fein und rein vegan. Allerdings wusste die nette Verkäuferin nicht, aus was das Backfett ist. Ich beschloss, mich darum telefonisch zu kümmern. Heute nun rufe ich beim Bäckermeister an, und die junge Frau sagt über das Fett in leicht schwärmerischem Tonfall: „Die reine Butter." Na prima. Das war ja ein kurzes Vergnügen.

Auch Fruchteis ist nicht zwangsläufig vegan, muss ich nun erfahren. Ich habe mich in den Eisdielen immer nur nach Milch und Sahne erkundigt, denn viele Eisdielen stellen ja auch die Fruchtsorten damit her. In einem Internetforum erfahre ich nun, dass da durchaus auch mal Milchpulver oder Ei mit drin sein kann. Interessanterweise schaudert es mich bei dem Gedanken daran. Wow, das ist neu, das kannte ich bisher nur von Fleisch und Fisch. Ich glaube, ich bin jetzt zu 100 % vegan.

Outings
...das Feedback

Natürlich möchte ich Ihnen auch die Reaktionen auf meine Outings nicht vorenthalten.

Outing 1: Meine Schwiegermutter
Ich telefoniere mit ihr und erzähle ihr, worüber ich eigentlich ein Buch schreibe. Damit oute ich mich nun auch ihr gegenüber endlich selbst. Wir scherzen über die Tatsache, dass natürlich die handylosen Veganer mit ins Buch reinkommen. Alles gut also an dieser Front!

Outing 2: Renée und Tom
Ihnen erkläre ich per Mail, was mir auf dem Herzen liegt, woraufhin Renée eine sehr rührende Nachricht auf unserem Anrufbeantworter hinterlässt, mit der Botschaft, dass meine Ernährung doch keinen Einfluss auf unsere Beziehung habe.

Alles in allem wird mir also weder die Freundschaft gekündigt, noch werde ich an den Pranger gestellt. Habe ich das ernsthaft einmal gedacht? Ja, habe ich, ich brauche ja nur noch mal am Anfang meines Buches nachzulesen.

Vorher — nachher

Überhaupt erscheinen mir manche Dinge richtig lange her zu sein. Wenn ich mir nun die Anfänge betrachte, dann kann ich nur sagen, dass sich in mir sehr viel verändert hat. Wenn ich manchmal so denke: „Wie können sie es alle einfach ignorieren?" oder: „Wie können sie es wissen und dennoch nicht vegan werden?", dann hilft mir das Wissen

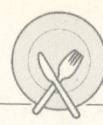

um meine eigene Unentschlossenheit, meine Angst vor Veränderung und Ausgrenzung und auch vielleicht Trägheit. Ich erinnere mich, dass trotz meines Mitgefühls mit den unschuldigen Wesen die Lust auf Gaumenfreude und die Angst vor „Aber wie kann ich denn Käse ersetzen?" größer war. Und ich erkenne, wenn andere sich im Prozess befinden. Bei manchen lösen die Fakten einfach nichts aus. Aber vielen geht es wie mir: Einmal die Pille der Wahrheit geschluckt, können sie die Fakten nicht mehr wegdrücken.

Wenn auch Sie gerade das Gefühl haben, dass es Ihnen so gehen wird, und Sie gleichzeitig an den alten Gewohnheiten festhalten möchten, dann kann Sie vielleicht trösten, dass die Lust auf die allerliebsten Lebensmittel nach einiger Zeit einfach weg ist. Das dauert acht, vielleicht zwölf Wochen. Länger nicht! Zuletzt hatte ich einen angeblich veganen Aufstrich im Mund, und mir ist fast übel geworden. Es stellte sich heraus, dass doch Parmesan mit drin war. Unfassbar, einer meiner ehemals liebsten Käse.

Manchmal kommt eine Erinnerung hoch. Heute zum Beispiel kocht Stephan uns ein super leckeres Gericht im Römertopf: Süßkartoffeln, Pastinaken, Tomaten, Zwiebeln, Knoblauch, Thymian und Rosmarin sind darin, und der Geruch erinnert mich an das Hühnchen, das er früher immer in diesem Topf gemacht hat – mir läuft das Wasser im Mund zusammen, und das, obwohl ich an Hühnchen denke. Letztlich aber riecht es ganz einfach nur nach Rosmarin, und witzigerweise erfahre ich von Stephan, dass der Rosmarin schon damals nicht am Hühnchen war, sondern an den Ofenkartoffeln. Es war nur einfach alles zusammen im Backofen. Ich muss sehr lachen – es ist nicht immer die Wahrheit, die wir irgendwo abgespeichert haben.

Übrigens schmeckt das vegane Gericht richtig, richtig gut! Stephan nutzt seine erstklassigen Kochkünste zunehmend, um Neues für uns beide auszuprobieren. Ich bin ganz zuversichtlich: In zwei Jahren wird dieses Gericht beim Geruch von Rosmarin auftauchen.

Am Ende hat Dr. Henrich recht. In seinem persönlichen Nachwort zu seiner „Vegan"-Broschüre schreibt er, dass es lediglich darum geht, Gewohnheiten zu ändern. Weder hat mein Mann mich verlassen, noch glaube ich noch daran, dass meine Kinder nur mit tierischem Essen aufwachsen können, noch fühle ich mich aus dieser Gesellschaft ausgeschlossen. Im Gegenteil: Unsere Ehe ist an dieser Umstellung gewachsen, wir ernähren uns allesamt gesünder, und ich bin nicht nur Teil der Gesellschaft, sondern bewirke etwas in ihr – allein dadurch, dass ich vegan bin – zumindest ein ganz kurzes Nachdenken, viel öfter aber sogar eine tiefgreifende Verhaltensänderung. Wir als Familie gehen außerdem bewusster mit den Lebensmitteln um, wir haben viel dazugelernt, viel Neues erfahren, wir haben eine Schwierigkeit gemeinsam überwunden, und wir haben festgestellt, dass wir viel mehr teilen als nur den Genuss derselben Lebensmittel.

Verrückte Veganer

Auf der Internetseite des Vereins „Animal Rights Watch" gefällt mir ein Zitat des irischen Dramatikers und Nobelpreisträgers George Bernard Shaw besonders gut:

„Was wir brauchen, sind ein paar verrückte Leute; seht euch an, wohin uns die normalen gebracht haben."

Ich glaube, dass viele Menschen Veganer für ein wenig verrückt halten. Aber stellen Sie sich vor, dass alles stimmt: dass es den wenigsten Tieren gut geht, dass tierische Produkte zu Herzinfarkt und zu Diabetes schon bei Kindern führen können, dass die schlimmste Ursache für den Klimawandel nicht der Verkehr, sondern die unnatürliche Massentierhaltung ist, dass verhungernde Menschen in der sogenannten Dritten Welt satt werden könnten, wenn die Länder mit Massentierhaltung ihnen nicht das Getreide wegnähmen, dass wir durch den Konsum tierischer Produkte hungernde Kinder sterben

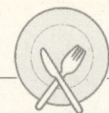

lassen, dass das vegane Leben vielleicht unsere größte, wenn nicht sogar letzte Chance ist, uns zu retten? Wie verrückt ist es dann, dass wir nicht alle sofort vegan leben wollen?

Vielleicht mögen Sie es ja einfach nur mal für 30 Tage versuchen? Mir hat dabei eine tägliche E-Mail von PETA geholfen. Auch bei der Albert Schweitzer Stiftung für unsere Mitwelt gibt es Unterstützung in Form regelmäßiger Mails mit Rezepten, Einkaufstipps und Hinweisen auf andere wichtige Internetseiten. Auch deren Broschüre „Selbst wenn Sie Fleisch mögen …" ist toll gemacht. Der Satz wird vollendet mit „… können Sie auf einfache Weise dazu beitragen, die Massentierhaltung abzuschaffen. Finden Sie's raus."

Ich wünsche mir so sehr, dass jeder sich einmal mit den Fakten auseinandersetzt und sich zum Beispiel die Filme im Internet über Schlachthaus- und Milchkuhalltag anschaut. Wer danach für sich entscheidet: „Das ist mir egal, ich ändere nichts", der hat wenigstens eine bewusste Entscheidung getroffen und nicht einfach nur weggeschaut.

Das wünsche ich mir von Herzen!

Wie vegan sind wir jetzt?

Ich bin nun komplett vegan. Jedenfalls soweit ich weiß. Ausnahmen möchte ich nicht mehr machen. Höchstens mal bei Honig oder Wein. Manche Dinge weiß ich vielleicht immer noch nicht. Dass viele Weine und Säfte mit Gelatine geklärt werden und dass Fruchteis nicht immer vegan ist, habe ich ja auch erst spät auf meinem Weg erfahren, und so wartet sicherlich noch die eine oder andere vegane Überraschung auf mich. Wenn ich mir heute, ein halbes Jahr nach meiner eigenen Umstellung, die Texte über meine Anfänge durchlese, dann liegt das für mich sehr weit zurück. Inzwischen sind Einkauf und Kochen zu Hause kein Problem mehr. „So schwer war's gar nicht" – mit diesem

Satz lässt sich die Umstellung in jedem Fall für mich zusammenfassen. Für die Kinder koche ich fast nur noch vegan, und das bereitet uns keine Probleme mehr, sondern ist normaler Alltag geworden. Auf der Pizza gibt's für sie weiterhin Mozzarella, aber sonst fällt mir gerade keine Einschränkung ein. Auch der Rest des Essens der Kinder enthält jetzt deutlich weniger Tierisches. Ziegengouda mag Emilia immer noch am liebsten als würzigen Brotbelag, und wenn Stephan für die Kinder kocht, ist schon mal Ei oder Kuhmilch mit darin. Manchmal finde ich Richards Ernährung ein wenig einseitig, wenn er plötzlich noch ein Gemüse weniger mag, aber dieses „Problem" hatten wir auch schon vorher. Überhaupt habe ich mir gleichzeitig mit der Umstellung zum Veganen vorgenommen, noch mehr selbst zu machen und den Kindern noch mehr gesunde Sachen anzubieten, aber oftmals habe ich das dann doch nicht geschafft. Ich bin eben nicht die Supermutti, die ich manchmal gerne wäre, die nur tolle Vollkornsachen, Obst und Gemüse im Haus hat und die vor Rezeptideen sprudelt. Manchmal denke ich, mir fehlt ganz einfach die Zeit, aber wahrscheinlich fehlt mir doch eher die Muße. Ich kann oder will nicht das Essen für die ganze Woche im Voraus planen und in den fünf Minuten, die mir bei „Kimme und Korn" zwischen meiner Arbeit im Sender und dem Abholen im Kindergarten am Mittag bleiben, nehme ich dann das Gemüse, von dem ich weiß, dass es den Kindern schmeckt. Ab und an probiere ich am Wochenende was aus, aber auch nur wenn nicht gerade andere Dinge anstehen.

Aber ich bin in diesem Punkt auch weniger streng mit mir geworden. Wenn die Kinder Vollkornbrot, Haferflocken, Obst, Kartoffeln, Reis, Dinkelnudeln, Mandeln, Sonnenblumenkerne oder Nüsse essen und nur wenige Sorten Gemüse, dann werden sie wohl keinen Mangel leiden. Die Verführung von Weißmehl und Zucker bleibt – egal ob vegan oder nicht.

Ich glaube, das zeigt, dass ich einfach sicherer geworden bin, ich stehe mehr in meinen (veganen) Schuhen. Vor allem aber geht es mir

körperlich und seelisch fantastisch. Ich liebe es, vegan zu sein! Stephan isst zu Hause weder Fleisch noch Fisch, keine Butter mehr und er macht sich in den Kaffee auch schon mal Sojamilch, wenn keine Kuhmilch mehr da ist.

Wenn ich unsere Umstellung in Prozent ausdrücke, schätze ich, dass sich die Anzahl tierischer Lebensmittel in unserem Haushalt um mindestens 75 % verringert hat. Wenn ich mal eben gerade in dieser Sekunde in den Kühlschrank schaue, befindet sich darin an Tierischem nur eine fast leere Milchpackung.

Was außerhalb unseres Haushaltes passiert, bleibt jedem von uns selbst überlassen. Ich möchte meine Kinder nicht zu Außenseitern machen. Sie sollen die Freiheit haben, selbst an den Stellen Nein zu sagen, an denen sie es möchten. Mit der Erzieherin ist zwar abgesprochen, dass sie für Richard als Milch im Frühstücksmüsli Reismilch nimmt, aber das passiert, ohne dass es zum Thema im Kindergarten wird. Bei allem anderen, was den beiden angeboten wird, sollen sie zugreifen, ohne sich allzu viele Gedanken zu machen. Emilia macht sich manchmal sowieso schon zu viele Gedanken für ihr zartes Alter und an Mitleid mit den Tieren mangelt es beiden nicht. Stress beim Essen kann sie ebenso krank machen wie zu viel Tierisches. Und für die Ungerechtigkeit der Welt sollen nicht sie die Verantwortung tragen. Entspanntes Vorleben: ja, aber zu viel Druck ausüben: nein. So lautet die Devise, an die ich mich halten möchte. Es gelingt mir nicht immer.

Außerdem bin ich ja auch nicht allein verantwortlich für die Kinder. Vielleicht ist das, was Stephan ihnen vorlebt, viel gesünder für sie? Dass sie in ihrem Zelturlaub nicht einmal über Tiere im Zusammenhang mit Essen gesprochen haben und das Essen an sich kein großes Thema war, ist sicherlich auch gesund. Auch deshalb halte ich mich nun mehr zurück, schließlich sind wir eine Familie, und ich bestimme nicht allein – auch wenn ich es manchmal gerne würde.

Unsere Ehe hat die Umstellung auch nicht zerstört, im Gegenteil. An vielen Punkten konnten wir konstruktiv diskutieren, wachsen, uns über unsere Werte unterhalten, voneinander annehmen, so dass es doch eine gemeinsame Umstellung geworden ist, auch wenn wir nicht zum selben Ergebnis gekommen sind. Statt Käseabenden mit Rotwein gibt es nun Rotweinabende mit Käse für Stephan und Aufstrichen für mich, und die Avocado wird geteilt.

Selbst wenn...

Das „Selbst wenn" der Albert Schweitzer Stiftung gefällt mir so gut, dass ich mich mit diesem „Selbst wenn" verabschieden möchte, denn selbst wenn meine Familie sich nicht komplett vegan ernährt, so tragen wir doch ein kleines bisschen weniger zur Misere bei, im Durchschnitt etwa 100 Tiere im Jahr leiden und sterben dadurch weniger – das sind über 100 gerettete Seelen und das, finde ich, ist 'ne ganze Menge!

Danke

Zu allererst danke ich meinen Eltern dafür, dass sie mir die Liebe zum Essen vermittelt haben und mir gezeigt haben, was es bedeutet, ein wirklich guter Gastgeber zu sein.

Gleich danach möchte ich den Helden meines Buches und meines Lebens, meinen Kindern, danken. Emilia und Richard sind es, die mich auf meinen Weg gebracht haben und derentwegen ich ihn nicht mehr verlasse. Emilias Empathie und Richards Bodenständigkeit helfen mir, auf diesem Weg die richtige Balance zu finden.

Meinem Mann Stephan möchte ich danken für seinen Mut, seine Fürsorge, seine Liebe und natürlich seinen Humor. Mich auf ihn in allen Lebenslagen verlassen zu können ist mein großes Glück. Mit ihm an meiner Seite kann mir nichts Böses geschehen.

Meinen Schwestern möchte ich für ihren Glauben an mich danken.

Meiner Freundin Julia danke ich für ihre Treue, Nicole für ihren Mut zum Wandel, Mariana für ihre Unbestechlichkeit, Sabine für ihren so hilfreich humorvollen Pragmatismus, meiner später kennengelernten Julia für ihren Optimismus und ihren Zuspruch und meiner Freundin Irene für ihre immerwährende Anerkennung – und sei es für das kleinste Weiterkommen.

Unserem Freund Marco danke ich für seine fortwährend sprudelnde Quelle der Kreativität und Energie, für seine Unterstützung unserer Familie und für seinen unermüdlichen Einsatz für das Bekanntmachen dieses Buches.

Meine Lehrerin Dr. Christina Kessler – als ich ihr als Erste mein Konzept zu lesen gab, war ihre spontane Reaktion: „Das ist es!" Dafür danke ich ihr. Ohne den Besuch ihrer Seminare wäre dieses Buch vielleicht gar nicht entstanden, vor allem aber nicht so schnell fertig geworden. Durch die Arbeit mir ihr finde ich in mir nicht nur das, was es dazu braucht, ein Buch zu beenden, sondern alles, was das Leben wundervoll macht: Wahrheit, Liebe und Freude.

Ich bedanke mich bei Dr. Ruediger Dahlke dafür, dass er Gast in meiner Fernsehsendung war. So konnte ich ihn persönlich kennen- und schätzen lernen. Offen und herzlich hat er meine Bitte angenommen, das Vorwort zu diesem Buch zu schreiben. Darin fühle ich mich von ihm sehr verstanden, was mich von Herzen freut. Wenn er darüber spricht, warum vegan sinnvoll ist, dann tut er es mit einer solchen Selbstverständlichkeit und Überzeugungskraft, dass nur eine Frage offen bleibt: Warum ist die Welt noch nicht vegan?

Dr. med. Ernst Walter Henrich danke ich für seine unantastbare und bedingungslose Loyalität zu den Tieren. Kompromisslos vertritt er sie mit allem, was er tut und sagt.

Sabine Weick von PETA danke ich für ihre große Sachkenntnis und Mithilfe. Häufig habe ich sie während der Recherche angerufen und niemals war sie genervt, sondern extrem hilfsbereit. Danke schön!

Lydia möchte ich für ihre Hilfe beim Lösen eines Knotens an einer wichtigen Stelle danken.

Ich danke Stephan, meinen Freunden, allen voran Nicole sowie der lustigen Bloggerin „Frollein Holle" von „www.herbivoria.de", Jérôme Eckmeier, den Machern von „rezeptefuchs.de" und „laubfresser.de" und Attila Hildmann für ihren Beitrag zur Rezeptesammlung.

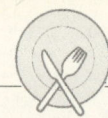

Joachim Kamphausen, meinem Verleger, danke ich von Herzen dafür, dass ich dieses Dankeschön schreiben darf. Er schenkte mir von Anfang genau das, was ich als Erstlingswerkautorin am meisten brauchte: großes Vertrauen.

Auch meinen Lektorinnen Stephanie Ehrenschwendner und Viviane Korn möchte ich herzlich für ihre so klaren Hinweise danken. Ihnen verdanken die Leser weniger wirre Gedankensprünge. Die präzise Arbeit der beiden war für mich ein sehr beruhigendes und tragendes Gefühl.

Außerdem danke ich Maren Brand, Anne Petersen und allen, die sich beim J.Kamphausen Verlag auf das gemeinsame Projekt freuen.

Dem Fotografen Renato Gerussi möchte ich für seine einzigartige Weise, Menschen abzulichten, danken. Ich erinnere mich gerne an unser seelenvolles Fotoshooting.

Ich bedanke mich bei meinen „amoergosum"-Mitstreitern für unseren gemeinsamen Weg.

Zuletzt möchte ich allen Menschen danken, die bereit sind, sich über die Art ihrer Ernährung einmal bewusst Gedanken zu machen – der Tiere wegen!

33 Lieblingsrezepte*

Dies vorweg

Die Mengenangaben der folgenden Rezepte sind alle in etwa für zwei Erwachsene und zwei Kinder gedacht. Die meisten kochenden Eltern haben ja ein ganz gutes Gefühl für die Mengen, die sie für ihre Familien „pi mal Daumen" brauchen. Ich rate dazu, wenn möglich alle Lebensmittel in Bioqualität einzukaufen. Bei Salz benutze ich am Liebsten Ur- oder Himalayasalz, weil ich beim Meersalz immer an die vergifteten Weltmeere denke. Als Margarine empfehlen wir „Alsan Bio". Als Gemüsebrühe empfehlen wir die hefefreie von „Würzl".

Bei der Auswahl der veganen Rezepte ging es mir vor allem darum,
– dass sie an verschiedenen Kindern erprobt sind
  und ihnen wirklich schmecken,
– dass sie möglichst gesund sind,
– dass sie nicht zu aufwendig sind,
– dass manche auch sehr fix gehen,
– dass die Klassiker für Kinder Pizza, Spaghetti
  und Lasagne dabei sind,
– dass sie dennoch möglichst wenig Weißmehl enthalten,
– dass sie (fast) kein Soja enthalten.

Soja in allen möglichen Formen zu verwenden, ist eine große Verlockung, vor allem, wenn man gerade auf vegan umstellt, da viele Ersatzprodukte damit hergestellt werden und Soja in vielen Rezepten auftaucht. Wie im Buch bereits erwähnt, hat Soja aber einen hohen Östrogengehalt, auf den Dr. Ruediger Dahlke auch in 'Peace-Food' hinweist. Ich verwende deshalb möglichst wenig davon, so dass ich

*Angelehnt an Christina Kesslers '33 Herzensqualitäten': »Die Zahl 33 ist in allen Kulturen eine Glückszahl. Schon die Drei für sich genommen steht für Glück. Eine doppelte Drei verheißt doppeltes Glück. 33 bedeutet ‚Familie' – gemeinsames Glück.« Mit der Auswahl von 33 Lieblingsrezepten wünsche ich Ihnen beim Essen in der Familie gemeinsames Glück!

Ausnahmen beim „Hack" für die Lasagne, für den Rohkost-Dip und für die Pfannkuchen ohne Ei machen kann. Statt Sojasahne lässt sich zum Beispiel auch prima Hafersahne verwenden.

Auch wenn ich die „vegane Butter" „Alsan Bio" fürs Kochen und Backen prima finde, bestreiche ich zum Beispiel nicht auch noch alle Brote damit. Unter herzhaften Aufstrichen brauche ich gar nichts, unter Marmelade oder Ähnlichem nehme ich gerne Mandel- oder Erdnussmus. Ich versuche, möglichst viel zu variieren – für den Fall, dass mich wieder neue ernährungsphysiologische Erkenntnisse ereilen.

Zwischengerichte, die manch einer auch gerne frühstückt

Stephans Kürbissuppe

1 mittelgroßer Hokkaido-Kürbis
2 weiße Zwiebeln
1 daumengroßes Stück Ingwer
Currypulver (mild)
Paprika (edelsüß)
Olivenöl
Gemüsebrühe
Sojasoße
Alsan Bio

Die Zwiebeln fein würfeln, den Ingwer schälen (geht gut mit einem Teelöffel) und sehr fein hacken. Einen ordentlichen Schuss Olivenöl erhitzen und darin Zwiebeln und Ingwer bei kleiner Hitze einige Minuten dünsten. In dieser Zeit den Kürbis vierteln und sowohl die Kerne als auch die faserigen Bestandteile herauskratzen. Danach den Kürbis samt Schale in kleine Stücke schneiden.

Wenn die Zwiebeln und der Ingwer weich sind, die Hitze erhöhen und den Kürbis, eine kleine Prise Currypulver und einen EL voll Paprika zufügen. Die Stücke in zwei, drei Minuten anbraten. Wenn sich erste Teile am Topfboden anzusetzen beginnen, alles mit Gemüsebrühe ablöschen und so weit auffüllen, dass der Kürbis bedeckt ist. Dann zugedeckt bei mittlerer Hitze ca. 25 Minuten köcheln lassen.

Anschließend die Suppe mit einem Mixstab sorgfältig pürieren und danach noch einen EL Alsan zufügen. Wenn die Suppe zu dick ist, noch etwas Wasser zugießen. Zum Schluss noch mit Sojasoße abschmecken. Das Ganze am besten mit einem guten Kürbiskernöl servieren und genießen.

Stephans Kartoffel-Gemüse-Suppe

ca. 750 g Kartoffeln

2 Möhren

1 Stange Lauch (Porree)

1 Kohlrabi

1/2 Knollensellerie

3 Zwiebeln

Gemüsebrühe

Paprika edelsüß

Olivenöl

Alsan Bio

Sojasoße

Zwei Kartoffeln zur Seite legen, die anderen schälen und klein schneiden. Auch das restliche Gemüse zerkleinern, ob in Scheiben, Stücke, Würfel oder Stifte, ist egal.

Zunächst die fein gewürfelten Zwiebeln in Olivenöl für wenige Minuten dünsten. Anschließend die Hitze erhöhen und das Gemüse hinzugeben und kurz anbraten. Dann einen EL Paprika dazu und weitere zwei Minuten braten. Dabei die ganze Zeit kräftig rühren, damit nichts anbrennt. Dann mit Gemüsebrühe ablöschen, so dass der Inhalt des Topfes bedeckt ist. Bei schwacher Hitze und geschlossenem Topf ca. 25 Minuten köcheln lassen.

In der Zwischenzeit die beiden restlichen Kartoffeln schälen und fein würfeln. Die Würfel ca. 15 Minuten in kochendem Wasser garen und dann mit kaltem Wasser abschrecken. Die Suppe mit einem Mixstab sorgfältig pürieren.

Jetzt gibt es zwei Möglichkeiten: Entweder, es kommt noch ein großer Klacks Alsan dazu, ebenso die separat gekochten Kartoffelwürfel und Sie lassen alles noch für drei Minuten ziehen. *Oder* wer es etwas feiner mag, passiert die pürierte Suppe mit Hilfe einer Schöpfkelle durch ein Spitzsieb und fügt dann Alsan und Kartoffelwürfel hinzu.

Wie auch immer: Noch mit Sojasoße abschmecken und servieren. Unsere Kinder mögen dazu liebend gerne Wiener Würstchen aus Seitan.

„Laubfresser"-Erbsensuppe
(mit freundlicher Genehmigung von www.laubfresser.de)

750 g TK-Erbsen
3 große Karotten, in halbe Scheiben
5 mittelgroße Kartoffeln, geschält und gewürfelt
1 Zwiebel, gehackt
200 g vegane Würstchen
1 l Gemüsebrühe
1 EL Margarine
2 Lorbeerblätter
2 EL getr. Petersilie
etwas Brühepulver
Salz, Pfeffer

Die Brühe mit Erbsen, Karotten, Kartoffeln, Zwiebel und Lorbeerblättern zum Kochen bringen und ca. 30 Minuten bei geringer Hitze köcheln lassen. Etwa die Hälfte der Suppe in einen anderen Topf geben, Lorbeerblätter entfernen und schön cremig durchpürieren. Beides wieder zusammengeben, vegane Würstchen, Margarine und Petersilie hinzufügen und mit Brühepulver, Salz und Pfeffer abschmecken. Fertig.

Jérômes Pilzcremesuppe

750 ml Gemüsebrühe
1 mittelgroße Zwiebel
200 g frische Pilze (z.B. Champignons, Pfifferlinge, Austernpilze usw.)
2 EL Rapsöl
3 EL helles Mehl
50 ml Haferdrink
50 ml Hafersahne
50 ml Weißwein
  (ich empfehle für Kinder, den Wein durch Brühe zu ersetzen)
1 EL Zitronensaft
Salz
Muskatnuss
weißer Pfeffer, frisch gemahlen
2 EL Schnittlauch

Die Zwiebel und den Knoblauch abziehen und sehr fein würfeln. Die Pilze putzen und in Scheiben schneiden. Einige Scheiben für die Garnitur beiseitelegen.

Das Öl in einem Topf erhitzen. Die Zwiebel darin glasig dünsten. Die Pilze hinzufügen und 2 Minuten anbraten. Mit Mehl bestäuben und 2 Minuten unter Rühren weiterbraten. Mit dem Wein ablöschen. Die kalte Gemüsebrühe nach und nach hinzugeben und 6 bis 8 Minuten köcheln lassen.

Den Haferdrink und die Sahne zur Suppe geben und im Mixer oder mit dem Pürierstab pürieren. Mit Zitronensaft, Salz, Muskatnuss und Pfeffer abschmecken. Mit den beiseitegelegten Pilzscheiben und dem Schnittlauch bestreuen und servieren.

Nicoles Indische Linsensuppe

500 g gelbe oder rote Linsen
2 Süßkartoffeln
1300 ml Gemüsebrühe
4 Möhren
1 Bund frischer Koriander (alternativ: gemahlener Koriander)
4 TL Himalayasalz
2 TL Curcuma
1 TL Curry
4 Messerspitzen Kreuzkümmel, gemahlen
4 Knoblauchzehen
300 ml Hafersahne

Die Linsen in der Gemüsebrühe aufkochen und 15 Minuten köcheln lassen.

Währenddessen die Karotten fein würfeln, die Süßkartoffeln schälen, grob würfeln und beides zu den Linsen geben.

Den Koriander grob hacken, die Hälfte ebenfalls zugeben und das Ganze dann mit Salz, Curcuma, Curry, Kreuzkümmel und gepresstem Knoblauch würzen.

Anschließend die Sahne zugießen und die Suppe weitere 5 Minuten köcheln lassen.

Zum Schluss mit dem restlichen Koriander bestreuen und servieren.

Nicoles Tomatensuppe

1 kg Tomaten (frisch oder stückig aus der Dose)
2 kleine Zwiebeln
2 Knoblauchzehen
2 EL Olivenöl
Getrocknete italienische Kräuter
Kräuter- oder Himalayasalz
Pfeffer
Basilikum

Wer möchte:
250 ml Soja- oder Hafersahne
gekochter Vollkornreis – Menge nach Belieben
vorgegarte Kichererbsen

Zwiebeln und Knoblauch im Öl in einem großen Topf glasig dünsten.
Dann die Tomaten hinzufügen und ca. 20 Minuten köcheln lassen.

Anschließend mit dem Pürierstab cremig mixen und mit den Kräutern,
Salz und Pfeffer abschmecken. Nach Geschmack mit der Sahne noch
etwas „cremiger" rühren und Reis oder Kichererbsen hinzufügen.

Auf den Tellern mit Basilikum großzügig garnieren.

Nicoles schnelle Maissuppe

2 EL Olivenöl
1 Zwiebel
1 1/2 rote Paprikaschoten
450 g abgetropfter Gemüsemais
750 ml Gemüsebrühe
250 ml Soja- oder Hafersahne
Kräuter- oder Himalaya-Salz
Pfeffer

Die Zwiebel fein würfeln und in Öl andünsten, eine Paprikaschote grob würfeln, hinzufügen und 2 Minuten mitdünsten.

Mais und etwas Brühe dazugeben und weitere 2 Minuten dünsten. Dann die restliche Brühe hinzufügen und das Ganze 5 Minuten köcheln lassen.

Die Sahne hinzugeben, ggfs. mit dem Pürierstab cremig mixen und mit den Gewürzen abschmecken.

Die halbe Paprika klein würfeln und die Suppe damit dekorieren. Dazu Brot oder auch mal die „guten" Taccos aus dem Bioladen reichen.

Jumanas noch schnellere „Muss fix gehen"-Suppe

Gemüsebrühe
3 Möhren
300 g Dinkel-Buchstabennudeln

Die Möhren halbieren, in Scheiben schneiden und dann in Wasser
(Menge je nachdem, ob die Kinder sie lieber flüssig oder sämig mögen)
mit Gemüsebrühe zum Kochen bringen, auf niedriger Stufe köcheln
lassen.

Nach 2 Minuten die Dinkel-Buchstabennudeln dazugeben und je nach
Garzeit mit kochen lassen.

Nicoles Couscous-Salat

200 g Zucchini
250 g rote Paprika
1 Frühlingszwiebel
1 Knoblauchzehe
200 g Couscous
5 EL Olivenöl
Zitronensaft
Kräuter- o. Himalayasalz
frische Kräuter, z.B. Petersilie oder Schnittlauch

Couscous mit ca. 500 ml kochendem, eventuell etwas gesalzenem Wasser übergießen und bedeckt ca. 10 Minuten quellen lassen, dabei ab und zu umrühren.

Zucchini und Paprika waschen, putzen und in feine Stifte schneiden. Dann das Öl erhitzen und das Gemüse darin dünsten. Zwiebel und Knoblauch fein würfeln.

Alle Zutaten mischen, mit Zitronensaft, Salz und den frisch gehackten Kräutern abschmecken und zugedeckt mindestens 30 Minuten durchziehen lassen.

Nicoles „gekaperter" (lauwarmer) Reissalat

500 g Vollkornreis
1 große rote Paprikaschote
250 g Cocktailtomaten
10 getrocknete Tomaten in Öl, abgetropft
1 Zucchini
1/2 Schlangengurke
1 EL Kapern (Nicoles Kinder mögen sie sehr gerne!)
10 schwarze Oliven ohne Stein
250 ml passierte Tomaten
3 EL Olivenöl
3 EL Sojasoße
Kräuter- oder Himalayasalz
Pfeffer
Sonnenblumenkerne

Den Vollkornreis nach Packungsanleitung körnig garen. Inzwischen das Gemüse klein würfeln und die getrockneten Tomaten und Oliven in feine Streifen schneiden.

Aus den passierten Tomaten, dem Öl, der Sojasoße und den Gewürzen eine Marinade rühren und herzhaft abschmecken.

Die Sonnenblumenkerne in einer Pfanne ohne Öl rösten, bis sie anfangen zu duften.

Alle Zutaten gut vermengen und mind. 15 Minuten durchziehen lassen. Der Salat schmeckt sowohl noch warm als auch kalt sehr gut.

Marianas Spaghetti mit schwarzen Linsen

Ihre Empfehlung: echt LECKER und wegen der Linsen ein kerngesundes Kraftpaket

Spaghetti
2oo g Beluga-Linsen
2 Knoblauchzehen
2 Frühlingszwiebeln
4 Tomaten
Pfeffer, Salz, Currypulver

Die Linsen waschen und 30 Minuten in 1 l Wasser kochen. Das Wasser abgießen.

Knoblauchzehen und Frühlingszwiebeln zerkleinern und in der Pfanne anschwitzen, Tomaten enthäuten, würfeln und dazugeben. Dann die Linsen hinzufügen.

Mit Pfeffer, Salz und Currypulver würzen.

Die Spaghetti nach Anweisung in leicht gesalzenem Wasser bissfest garen und gemeinsam mit der Linsen-Tomatenmischung servieren.

Julias Gemüse-Reispfanne mit Kokossauce

Julia ist keine Befürworterin der rein veganen Ernährung für Kinder, aber etwa zwei Mal die Woche kocht sie vegan.

Drei verschiedene Gemüse, je ca. 250 g, so dass die Farben gelb, rot/orange und grün dabei sind, *z.B. eine Auswahl aus:*
2 Lauchzwiebeln, 3 Möhren, 1 Paprikaschote, grüne Bohnen oder Zuckerschoten, 1 kleine Zucchini, Brokkoli, Sojasprossen, 1 Zwiebel, geschnittene Bambusschosslinge (je nach Geschmack)

Wahlweise dazu: 3–4 Pilze, z. B. Champignons oder Shitake Pilze
2–3 Zacken eines Anissterns
eine Prise Zimt
1 Dose Kokosmilch (400 ml)
Öl
Salz
1 Becher Reis, nach Möglichkeit Basmati (ca. 300 ml)

Reis in einem Sieb waschen und abtropfen lassen. 1 EL Öl in einem Topf erhitzen, Reis dazu geben und unter Rühren erhitzen, bis der Reis glasig wird. Knapp 2,5 Becher Wasser (700 ml) dazugeben und zum Kochen bringen. Dann auf kleiner Flamme köcheln lassen, nach 10 Minuten ausschalten und auf der Platte weiter dämpfen lassen. Alles Wasser sollte dann aufgesogen sein.

Während der Reis gart, das Gemüse waschen und in mundgerechte Stücke schneiden, die Pilze in Scheiben. 3 EL Öl in einer Pfanne erhitzen. Das Gemüse gemäß der Garzeit hinzugeben, jeweils unter Rühren anbraten lassen (nicht zu scharf anbraten, es sollte nicht oder nur ganz leicht braun werden) und nach 4 bis 5 Minuten das nächste Gemüse hinzugeben. Gleich zu Beginn auch den Anis hinzufügen. Bohnen, Möhren, Brokkoli zuerst (5 Minuten warten), dann Zucchini, Paprika,

Zwiebeln und Lauchzwiebeln (4 Minuten warten), dann Zuckerschoten und geschnittene Bambusschösslinge (wieder 4 Minuten), am Schluss Sprossen und Pilze (diese nur noch unterrühren und bei niedriger Temperatur dämpfen lassen). Die Bohnen müssen richtig durch sein. Beim Rest hängt es vom Geschmack der Kinder ab. Ihre Kinder mögen es lieber durch, die Erwachsenen mögen es lieber etwas knackiger. Die Minutenangaben beziehen sich auf durchgegartes Gemüse. Mit Salz abschmecken.

Am Schluss die Kokosmilch darübergeben. Alles noch einmal verrühren und aufkochen lassen. Es darf bei geschlossenem Deckel noch etwas ziehen.

Als Eiweißlieferant können noch einige gehackte Erdnüsse ins Essen getan werden (kurz vor Schluss zufügen) oder 1 EL Erdnussbutter.

Mit dem Reis servieren. Julias Sohn macht immer Reisberge daraus, die hübsch aussehen, indem er den Reis in eine flache Tasse füllt und diese auf die Teller stürzt.

Sabines Kartoffelgratin

ca. 1 kg Kartoffeln
200 ml Hafersahne
Salz, Pfeffer
Nach Bedarf: Kreuzkümmel oder Oregano

Die Kartoffeln schälen, in Salzwasser kochen und dann etwas abkühlen lassen (bis man sie anfassen kann). Anschließend in dünne Scheiben (ca. 0,5 cm) schneiden, in eine Auflaufform füllen und mit Hafersahne übergießen. Nur wenig nachsalzen (da die gekochten Kartoffeln ja schon gesalzen sind) und pfeffern. Im vorgeheizten Backofen bei 180 Grad Celsius 40 Minuten überbacken.

Dazu passt wunderbar: Grüner Salat mit Sabines Lieblingssalatsauce

2 EL weißer Aceto Balsamico
1 TL Senf
1 Prise Salz
1 Prise Kräutersalz
1 Prise Rohrzucker
etwas Pfeffer
Salatkräuter
4-5 EL Raps- oder Olivenöl

Den Balsamessig mit Senf verrühren, mit Salz, Kräutersalz, Zucker, Pfeffer und Salatkräutern würzen, Rapsöl oder Olivenöl dazugeben, gut verrühren und fertig!

Lieben alle Kinder beim Schulessen und bei uns sogar die „Garnichts-Möger"...

Stephans Ofenkartoffeln mit Richards Leibspeise: **Kohlrabischnitzel**

Für die Kartoffeln:
1 kg Kartoffeln
3 Knoblauchzehen
Olivenöl
Fleur de sel
Paprika edelsüß

Für die Kohlrabischnitzel:
ein großer Kohlrabi
5 EL Dinkelmehl
ca. 7 EL Wasser
Semmelbrösel
Olivenöl zum Braten
Salz
1 gestrichener TL Senf

Die Kartoffeln schälen, vierteln und in einer großen Schüssel mit dem klein gehackten Knoblauch, einem EL Paprika, dem Salz und viel Olivenöl vermischen. Alles auf ein Backblech füllen und im vorgeheizten Backofen bei 190 Grad Celsius 35 bis 40 Minuten backen. Zwischendurch ein- bis zweimal wenden.

Während die Kartoffeln im Ofen sind, den Kohlrabi schälen und in dünne Scheiben schneiden und kurz blanchieren. Früher haben wir zum Zubereiten eines Wiener Schnitzels Kalbfleisch in Ei getaucht und paniert. Heute stellen wir eine Mehl-Wasser-Mischung her, bis eine dickflüssige Masse entsteht. Diese Masse mit Salz und Senf würzen. Die Kohlrabischeiben darin eintauchen und anschließend mit Semmelbröseln panieren. Danach in Olivenöl knusprig braten und zusammen mit den Ofenkartoffeln servieren.

Jumanas Lasagne mit freundlicher „Béchamel"-Genehmigung von Attila Hildmann. *Abwandlung der Lasagne aus Attila Hildmanns „Vegan kochen Vol. 1"*

Lasagneblätter

Für die Bolognesesauce:
Olivenöl
1 Zwiebel
Knoblauch
150 g Sojaschnetzel
Gemüsebrühe
500 ml passierte Tomaten
Tomatenmark
1 Zweig Rosmarin
1 Zweig Thymian
Salz, Kräuter der Provence (Gewürzmischung), Paprika (edelsüß)

Für die Béchamelsauce:
12 EL Margarine
12 TL Mehl
400 ml Wasser
160 ml Sojasahne
2 TL Salz

Sojaschnetzel in Gemüsebrühe nach Packungsanleitung einweichen. Die Zwiebel möglichst klein schneiden und in einer großen Pfanne mit Olivenöl andünsten. Knoblauch klein hacken und dazu geben.

Die Sojaschnetzel abgießen und mit braten. Knoblauch, Rosmarin und Thymian hinzufügen. Mit einer kleinen Schüssel Gemüsebrühe ablöschen.

Passierte Tomaten dazugeben sowie etwas Tomatenmark, dadurch wird der Tomatengeschmack intensiver, und der Sojageschmack ist weniger dominant.

Das Ganze eine Weile köcheln lassen, derweil die Béchamelsauce beginnen. Dazu Margarine in einem kleinen Topf schmelzen; das Mehl hinzufügen, umrühren und 2 Minuten anschwitzen lassen. Dann Wasser hinzufügen, andicken lassen und mit Sojasahne abrunden. Mit Salz kräftig würzen. (So weit Attilas Béchamelsauce aus „Vegan Kochbuch Vol. 1". Ich reibe darüber noch eine ordentliche Prise Muskatnuss.)

Aus der Bolognesesauce die Rosmarin- und Thymianzweige entfernen, mit Kräutern der Provence und Paprika würzen, evtl. salzen und pfeffern.

Weiter geht´s mit Attila:
Etwas Bolognesesauce auf den Boden einer Lasagneform geben, diese dann abwechselnd mit Lasagneblättern und Sauce füllen und zuletzt mit Bechamelsauce bedecken. (Attila verteilt hier noch Sojakäse über der Lasagne, ich lasse ihn weg.)

Im Backofen bei 180 Grad Celsius ca. 35 Minuten backen.

Nicoles Ofenhokkaido

1 mittelgroßer Hokkaidokürbis
Olivenöl
Himalayasalz
evtl. gemahlener Kreuzkümmel

Den Kürbis gründlich waschen, halbieren, das Kerngehäuse mit einem Löffel entfernen und die Kürbishälften in ca. 1 cm dicke Spalten schneiden. Ein Backblech mit Backpapier belegen und die Kürbisspalten darauf verteilen.

Den Kürbis mit einem Backpinsel mit Olivenöl bestreichen und sparsam salzen. Nach Geschmack mit Kreuzkümmel (Cumin) bestreuen. Im vorgeheizten Backofen bei 170 Grad Celsius für ca. 20 Minuten garen.

Dazu einen frischen Salat servieren.

Stephans Risotto

2 Zwiebeln
2 Knoblauchzehen
3 Stangen Staudensellerie
300 g Risottoreis (z. B. Arborio oder Vialone)
mind. 1 l Gemüsebrühe (am besten selbst gemachte)
Alsan Bio

Zwiebeln, Sellerie und Knoblauch fein hacken und bei schwacher Hitze im Olivenöl weich dünsten. 10 bis 15 Minuten – das ist wichtig! – bei geschlossenem Deckel. Dann die Hitze erhöhen und den Reis zugeben.

Kräftig rühren, bis der Reis glasig zu werden beginnt – er darf aber nicht braun werden. Dann mit Gemüsebrühe ablöschen und die Hitze reduzieren, so dass der Reis leicht köchelt.

An dieser Stelle ein kleiner Tipp am Rande: Risotto kann man prima vorbereiten – nämlich bis zu diesem Schritt. Wenn also erst später gegessen werden soll, das Gericht jetzt zur Seite stellen.

Sonst weitere Brühe dazugeben und ab und an umrühren. In vielen Rezepten heißt es, man dürfe immer nur wenig Flüssigkeit zugeben und müsse ein Risotto ständig rühren. Ich halte das für Quatsch. Also: Rein mit der Brühe, ohne Deckel bei schwacher bis mittlerer Hitze köcheln lassen und ab und zu mal nachsehen.

Nach ca. 15 Minuten würde ich zum ersten Mal probieren, wie fest der Reis ist. Er sollte außen cremig und innen fest sein. Bei Bedarf also noch weitere Flüssigkeit zugeben.

Wenn das Risotto fertig ist, noch einen großen Klacks Alsan dazugeben, zwei Minuten warten, umrühren und servieren.

In ein klassisches Risotto gehört natürlich Parmesan. Aus bekannten Gründen kommt es bei uns nicht mehr rein. Ich finde aber mittlerweile, dass ein Risotto ohne Käse leichter und besser schmeckt.

Natürlich können Sie dieses Risotto noch in vielen Varianten ergänzen oder verfeinern. Mit Blumenkohl z.B., den Sie vorher kochen und nach der Hälfte der Zeit zum Risotto geben, mit Pilzen oder „nur" mit Safran als „milanese". Unseren Kindern aber schmeckt es in dieser Grundform am besten.

Jérômes Spaghetti mit Rucola–Pesto, geschmorten Kirschtomaten und Haselnuss-Parmesan

Weitere Rezepte: jeromeeckmeier.blogspot.com

500 g Spaghetti
200 g Rucola
1 Bund Basilikum
250 g Kirschtomaten
100 g Pinienkerne
8 EL Olivenöl
2 Knoblauchzehen
Pfeffer (schwarz), Salz
eine Prise Zucker
Saft einer halben Zitrone

Die Spaghetti nach Anweisung in leicht gesalzenem Wasser kochen. Pinienkerne rösten (in einer beschichteten Bratpfanne, ohne Öl, auf mittlerer Hitze).

Rucola und Basilikum waschen. Die Basilikumblätter abzupfen, den Rucola mit einer Schere grob schneiden, in eine Schüssel geben. Den Knoblauch schälen und eine Zehe mit hineingeben. Eine Handvoll Pinienkerne für die Dekoration zur Seite legen. Den Rest der Pinienkerne zu Rucola und Basilikum geben.

Alles mit einem Stabmixer oder einer leistungsstarken Küchenmaschine pürieren. Mit 1/4 TL Salz, schwarzem Pfeffer, Zucker und Zitronensaft abschmecken. 6 EL Olivenöl dazugeben.

Alles gut mischen, in eine Pfanne geben und kurz erhitzen. Die Spaghetti kurz abtropfen lassen und in die Pfanne geben, kurz durchschwenken.

In einer anderen Pfanne die gewaschenen Kirschtomaten in 2 EL Olivenöl und mit einer Knoblauchzehe scharf anbraten und mit Salz und Pfeffer abschmecken.

Spaghetti mittig auf einem Teller anrichten, die Kirschtomaten darubergeben, das Ganze mit Pinienkernen dekorieren und Haselnuss-Parmesan betreuen.

Haselnuss-„Parmesan"

100 g Haselnüsse
6 EL Edelhefeflocken
3 EL Paniermehl
Salz, Pfeffer (weiß), Basilikum (getrocknet), Oregano (getrocknet), Knoblauch (getrocknet)

Alle Zutaten in einen Mixer geben und zerkleinern, mit Salz, Pfeffer, Basilikum, Oregano und Knoblauch pikant abschmecken.

Der Haselnuss-Parmesan hält sich in einer Dose verschlossen und dunkel gelagert mehrere Wochen.

Jumanas Pizza *mit Hefeschmelz von www.rezeptefuchs.de*

Für den Boden
400 g Dinkelmehl
200 g lauwarmes Wasser
1 Päckchen Hefe
3 EL Olivenöl
1 TL Salz
1 Prise Zucker

Für den Belag
Tomatensauce oder passierte Tomaten,
Mais (aus dem Glas), Paprika, Pilze, je nachdem was Ihre Kinder mögen

Für den Hefeschmelz
150 ml Wasser
4 EL Edelhefeflocken
2 EL Margarine
3 TL Mehl
1 TL Senf
Salz

Für den Boden Mehl, Hefe, Wasser, Salz und Zucker in einer Schüssel vermischen. Den Teig ordentlich durchkneten und zugedeckt an einem warmen Ort 35 Minuten gehen lassen, danach dünn ausrollen und auf ein Blech mit Backpapier legen. Anschließend den Teig mit Tomatensauce bestreichen und mit abgetropftem Mais und evtl. mit klein geschnittenen Paprikawürfeln belegen.

Für den Hefeschmelz Margarine in einem Topf schmelzen. Das Mehl hinzugeben und beides miteinander verrühren. Dann etwas Wasser hinzugeben und mit Senf und Salz würzen. Die Edelhefeflocken unterrühren, das restliche Wasser hinzugeben und einmal kurz aufkochen. Den Hefeschmelz statt Käse zum Überbacken über die Pizza gießen. Bei 220 Grad Celsius 10 bis 15 Minuten lang backen.

Stephans Rösti

ca. 1 kg Kartoffeln
Muskatnuss
Salz
Bratöl

Die Kartoffeln schälen und entweder per Hand oder mit der Küchenmaschine raspeln – also nicht zu fein reiben. Die Masse in einer Schüssel mit ein wenig Salz und frisch geriebener Muskatnuss würzen und gut durchmischen. Dann jeweils einen großen Esslöffel der Masse in eine beschichtete Pfanne mit heißem Fett geben und mit einem Pfannenwender ein bisschen andrücken. Von der ersten Seite, je nach Hitze, zwei bis drei Minuten braten, dann wenden und noch einmal 2 Minuten braten. Unsere Kinder mögen es, wenn die Rösti in der Mitte noch ein kleines bisschen roh sind.

Die Rösti dann mit Apfelmus zusammen auf dem Teller servieren.

Rotkohl à la Emilia mit Kartoffelpüree

Für den Rotkohl

2 kleine weiße Zwiebeln

1 Rotkohl

Nelken gemahlen

1 Sternanis

1 Zimtstange

3 mittelgroße Äpfel

Apfelmus

Gemüsebrühe

Olivenöl

Für das Kartoffelpüree

ca. 1 kg Kartoffeln

3 EL Alsan Bio

100–300 ml Reismilch

Ursalz

Die Zwiebeln fein würfeln, den Rotkohl vierteln, den Strunk entfernen und den Kohl in feine Streifen schneiden. Die Äpfel schälen, das Kerngehäuse entfernen und ebenfalls klein schneiden.

Die Zwiebeln im Olivenöl kurz andünsten, die Apfelstücke samt Nelkenpulver, Anis und Zimtstange dazugeben. Bei kräftiger Hitze das Ganze für 2 bis 3 Minuten durchrühren. Danach den Rotkohl zugeben und nochmals für wenige Minuten bei hoher Hitze durchrühren. Dann Gemüsebrühe zufügen. Es sollte genügend Flüssigkeit im Topf, der Rotkohl allerdings nicht bedeckt sein. Den Topf mit dem Deckel verschließen und den Rotkohl bei kleiner Hitze anderthalb Stunden köcheln lassen.

Ab und zu schauen, dass der Kohl nicht zu trocken wird, und bei Bedarf etwas Wasser zugießen. Kurz vor dem Servieren noch 5 EL Apfelmus dazugeben, abschmecken und nochmals gut durchrühren.

Kurz bevor der Rotkohl gar ist, das Kartoffelpüree zubereiten. Dazu die Kartoffeln schälen und in Salzwasser gar kochen. Das Wasser abgießen und die Kartoffeln mit einem Stampfer oder einer Gabel zerdrücken. Reismilch zugeben und durchrühren, bis das Püree die gewünschte Konsistenz hat. Anschließend noch einen großen Klacks Alsan dazugeben und mit Salz und geriebener Muskatnuss abschmecken.

Rotkohl und Kartoffelpüree zusammen servieren.

Nicoles Einfaches Möhrendurcheinander

1 kg Möhren
1 kg Speisekartoffeln
ca. 1 l Gemüsebrühe (je nachdem, ob es eher „suppiger" oder „sämiger" sein soll)
kaltgepresstes Rapskernöl
frische Petersilie (nach Bedarf)

Möhren und Kartoffeln gründlich waschen, schälen und in ca. 2 cm große Stücke schneiden. Das Ganze in der Gemüsebrühe gar kochen und anschließend mit dem Kartoffelstampfer in die gewünschte Konsistenz bringen.

Auf den Tellern mit je 1 TL Rapskernöl und evtl. etwas Petersilie anrichten.

Jumanas Pfannkuchen mit Pilzsauce

Für die Pfannkuchen
250 g Dinkelmehl
300 ml Sojamilch
200 ml Mineralwasser
1 TL Backpulver
3 EL Sojamehl
1 Prise Salz
Bratöl

Für die Pilzsauce
Olivenöl
1 Zwiebel
2 Hände voll Champignons
Gemüsebrühe

Wer möchte
Hafersahne
glatte Petersilie

Alle Zutaten für die Pfannkuchen zu einem glatten Teig verquirlen. Den Teig etwa 15 Minuten ruhen lassen. In dieser Zeit die Zwiebel schälen und möglichst klein würfeln. Pilze mit einem Küchenkrepp säubern und in dünne Scheiben schneiden.

Nun die Pfannkuchen in wenig Bratöl ausbacken und auf einem Teller im Backofen bei 50 Grad Celsius warm halten.

Das Ausbacken der einzelnen Pfannkuchen braucht ja eine Weile, deshalb gleichzeitig in einer zweiten Pfanne das Olivenöl erhitzen und die Zwiebeln darin glasig dünsten. Die Pilze dazugeben und kurz mit braten lassen. Dann mit Gemüsebrühe ablöschen. Je nach Geschmack kann das Ganze noch etwas mit Hafersahne verfeinert werden.

Je einen Pfannkuchen mit Pilzsauce auf dem Teller servieren. Wenn Ihre Kinder es mögen, mit Petersilie garnieren.

Jumanas Burger

Dinkel- , Grünkern- oder Falafelfertigmischung
Olivenöl
1 Vollkornbrötchen pro Burger
2 Blätter Kopfsalat pro Burger
Ketchup (am besten zuckerfrei oder mit Rohrzucker)

Wer möchte
Senf

Dinkel-, Grünkern- oder Falafelmischung nach Anleitung auf der Packung in Wasser anrühren und quellen lassen. „Frikadellen" daraus formen und in Olivenöl braten.

Die Vollkornbrötchen halbieren, mit Ketchup und/oder Senf bestreichen (je nach Geschmack), den Bratling hineinlegen und Salatblätter dazugeben. Fertig.

Jumanas Risibisi

3 kleine Schalotten
500 g TK-Erbsen
400 g Risottoreis
ca. 1 l Gemüsebrühe
Alsan Bio
glatte Petersilie

Den Risottoreis im Sieb überbrausen und abtropfen lassen. Die Schalotten schälen und möglichst klein hacken.

Alsan Bio in einem Topf erhitzen, der Boden kann ordentlich damit bedeckt sein. Die Schalotten darin dünsten, dann die Erbsen dazugeben und unaufgetaut kurze Zeit mit dünsten.

Die Reiskörner hinzufügen. Wenn sie glasig sind, etwas Gemüsebrühe hinzufügen. Immer dann, wenn die Flüssigkeit vom Reis aufgenommen ist, wieder etwas Brühe hinzufügen. Wer nicht am Herd bleiben möchte, kann auch etwa 3/4 der Brühe auf einmal in den Topf gießen. Dann aber nur auf kleiner Stufe köcheln lassen und ab und an umrühren.

Kurz vor Ende der Garzeit (20 bis 25 Minuten) die gehackte Petersilie untermischen.

Nicoles warmes Hirsemüsli

Hirse
Obst der Saison (z. B. Äpfel, Birnen, Beeren)
ungeschwefeltes Trockenobst (z. B. Pflaumen, Aprikosen, Feigen, Datteln, Rosinen)
Zimt, Kardamon, Kakao oder Koriander
Nüsse (z. B. Walnüsse, Haselnüsse oder Cashewkerne)
(bei allen vorgenannten Zutaten die Menge je nach Bedarf nehmen)
1 kleines Stück Ingwer
1 Zitrone

Die Hirse mit heißem Wasser in einem Sieb abspülen. Dann in der (zur Hirse) doppelten Wassermenge zum Kochen bringen, 5 Minuten kochen und noch einmal ca. 10 Minuten auf der ausgeschalteten Herdplatte ausquellen lassen.

In der Zwischenzeit das Obst der Saison und das ungeschwefelte Trockenobst zerkleinern und in Fruchtsaft oder Wasser dünsten. Mit Zimt, Kardamom, Kakao oder Koriander würzen. Ein kleines Stück Ingwer frisch reiben, die Zitrone heiß abwaschen und ebenfalls reiben und beides hinzufügen.

Alles mit der Hirse mischen und mit Nüssen bestreuen. Besonders lecker ist es, wenn die Nüsse oder auch Samen, wie Sonnenblumenkerne oder Sesam, in einer Pfanne ohne Fett geröstet werden, bis sie anfangen zu duften.

Wenn es morgens schnell gehen muss, kann man auch mal ein gutes Glas Obstkompott, wie z. B. Apfelmus, Apfel-Mangomus o. Ä., statt des frischen Obstes nehmen und die Hirse schon am Abend vorher kochen.

„Frollein Holles" kleine Schoko-Späße
Weitere Rezepte unter www.herbivoria.de

Zum Wochenende hin packt „Frollein Holle" (wie sich die Bloggerin nennt) „die Lust auf kleine, süße Schokoladenbackwerke, die ohne viel Aufwand flott aus dem Ofen zu hexen sind".

2 Tassen Mehl (ich nehme meistens Dinkelvollkornmehl)
1 Tasse Zucker
1 Tasse Kakao
2 TL Weinsteinbackpulver
1/2 TL Salz
1 Tasse Sojareismilch (oder andere Pflanzenmilch)
1/2 Tasse Öl
100 g Zartbitterschokolade

Die trockenen Zutaten in einer Schüssel kurz durchmischen und mit Öl und Milch verrühren. Die Schokolade hacken und untermischen. Backofen auf 175 Grad Celsius vorheizen, den Teig in Muffin-Förmchen füllen und ca. 25 bis 30 Minuten backen (Stäbchenprobe).

Eine weitere Variante: Vor dem Backen ein Stück Zartbitterschokolade in die Teigmitte setzen, wieder mit Teig bedecken und backen. Wenn man diesen Klops warm serviert, darf man sich über einen flüssigen Schokokern freuen.

„Frollein Holle" ergänzt ihr Rezept auf ihrer Internetseite noch mit einen Tipp zur Vorratshaltung bei einem 2-Personen-Haushalt ohne Kinder. (Ich kenne keinen Haushalt mit Kindern, in denen Muffins längere Zeit aufbewahrt werden müssen.)

Jumanas Milchreis

600 ml Reismilch
150 g Milch- oder Risottoreis
Zimtstange (wenn zur Hand)
Apfelmus
Zimt, Zucker

Reis im Sieb gründlich abbrausen. Reismilch im Topf zum Kochen bringen, dann die Herdplatte auf eine niedrige Stufe runterdrehen. Die Zimtstange und den Reis in die Reismilch geben und verrühren. Nach etwa 25 Minuten ist der Reis gar und die Reismilch aufgesogen. Mit einer Mischung aus Zimt und Zucker bestreuen.

Meine Kinder mögen den Milchreis auch ungesüßt mit Apfelmus und purem Zimt.

Jumanas Bananen-Drink

1 Banane
1 EL Mandelmus
200 ml Reismilch

Die Banane in kleine Stücke brechen und in einen hohen Plastikbecher füllen, Mandelmus dazugeben. Mit einer kleinen Menge Reismilch pürieren. Anschließend mit der restlichen Reismilch auffüllen und noch einmal umrühren. In Gläser umfüllen und servieren.

Rohkost mit Dip à la Mariana

Möhren
Kohlrabi
Paprika
Gurken

Für den Dip:
1 rote Paprika
1 Knoblauchzehe
1 Handvoll gemahlene Cashewnüsse
1 EL Sojajoghurt
Pfeffer, viel Curry und Salz

Die Rohkost in dünne Stifte scheiden und in kleinen Gläsern oder ähn-lich nett und bunt servieren.

Für den Dip den Knoblauch pressen und die Paprika klein schneiden. Beides zusammen mit den Cashewnüssen mit dem Pürierstab zu einer Masse verarbeiten. Bei Bedarf noch den Sojajoghurt unterrühren, es schmeckt aber auch ohne. Mit den Gewürzen abschmecken.
Die Rohkost und den Dip zusammen servieren.

Nicoles Schoko-Avocado

2 reife/weiche Avocados
2–5 EL echtes Kakaopulver
Agavendicksaft
1 Messerspitze echtes Bourbonvanillepulver
(im Winter Lebkuchengewürz)

Die Avocados halbieren, den Stein entfernen und das Fruchtfleisch mit einem Löffel aus der Schale herausholen und zusammen mit den anderen Zutaten in einen hohen Rührbecher geben.

Die Menge des Kakaopulvers variiert, je nachdem wie sehr die Creme nach Avocado schmecken soll. Die Menge des Agavendicksaftes variiert, je nachdem, ob sie anschließend süßer oder eher herber schmecken soll. Ein guter „Schuss" ist aber in jedem Fall nötig.

Nun die Masse mit einem Pürierstab ganz cremig pürieren. Im Winter ein klein wenig Lebkuchengewürz unterrühren.

Möglichst rasch servieren, dies gilt vor allem für diejenigen, die es nicht mögen, wenn der Geschmack der Avocado durchdringt.

„Frollein Holles" süße Vollkornfrühstückspfannkuchen

Weitere Rezepte unter www.herbivoria.de

200 g Dinkelvollkornmehl

200 g Mehrkornflocken

100 g Hirseflocken

100 g Rosinen

100 g Datteln

100 g Mandeln

6 TL Weinsteinbackpulver

600 ml Pflanzenmilch

2 reife, große Banane, püriert

Kokos- oder Rapsöl mit Buttergeschmack zum Braten

Zuerst Mehl, Flocken und Backpulver in einer Schüssel vermischen. Datteln, Rosinen und Mandeln in der Küchenmaschine fein hacken (zuerst die Datteln, möglichst klein, zum Schluss Rosinen und Mandeln dazu und nochmal durchrödeln, die dürfen ruhig etwas gröber bleiben), zu den Flocken geben und mit 250 ml Pflanzenmilch und der pürierten Banane verrühren.

Den Teig ca. 2 bis 3 Stunden ruhen lassen (oder wahlweise über Nacht), mit den übrigen 50 ml Pflanzenmilch durchrühren und in einer beschichten Pfanne in Öl zu braunen, knusprigen Pfannküchlein ausbraten.

Dazu schmecken Ahornsirup, Apfelmus, Früchte, Marmelade ... Ach ja, sollte etwas übrig bleiben, können die Pfannkuchen am nächsten Tag auf dem Toaster aufgewärmt oder kalt „gemampft" werden.

Jumanas Grießbrei

150 g Dinkelgrieß
900 ml Dinkel- oder Reismilch
Alsan Bio
TK-Beeren oder Haselnüsse
Agavendicksaft

Reismilch und Alsan zum Kochen bringen, Dinkelgrieß dazugeben, unter Rühren aufkochen und dann auf niedrigster Stufe für ein paar Minuten ausquellen lassen. Wenn der Grieß zu fest ist, noch etwas Flüssigkeit unterrühren. Mit einem Schuss Agavendicksaft süßen.

Das Ganze in kleine Schüsseln füllen und entweder Haselnüsse hineingeben oder die im Topf erhitzten TK-Beeren noch warm darüber verteilen. Im Sommer können natürlich auch frische Beeren kalt dazu gereicht werden.

Anhang

Von der Vegetarierin zur Veganerin
Paul McCartney, „Wenn Schlachthäuser Wände aus Glas hätten …"
- Teil 1: www.youtube.com/watch?v=P1LbwnHFiwg
- Teil 2: www.youtube.com/watch?v=fLrUc8riVJ0&feature=relmfu

Ist vegan auch für Kinder gesund?
Plastik im Meer: www.sueddeutsche.de/wissen/der-muell-im-meer-stoepsel-tueten-badeenten-1.1097178
www.swr.de/swrinfo/-/id=7612/nid=7612/did=7469494/pjmf58/index.html

Walnüsse: Ingeborg Münzing-Ruef, „Kursbesuch gesunde Ernährung", S. 471, Übersicht aller Nährstoffe: www.walnuss.de/142/Gesundheit/Uebersicht-aller-Naehrstoffe.htm

Dr. med. Ernst Walter Henrich, „Vegan – eine kurze Information über die gesündeste Ernährung und ihre positiven Auswirkungen auf Klima- und Umweltschutz, Tier- und Menschenrechte": www.provegan.info

Erwähnte Studien und empfohlene Literatur von Dr. Henrich:
- www.provegan.info/fileadmin/img/pdf/studien-vegan.pdf
- T. Colin Campbell, Thomas M. Campbell, „China Study – Die wissenschaftliche Begründung für eine vegane Ernährungsweise", 2. Aufl., Verlag Systemische Medizin 2011
- Maria Rollinger, „Milch besser nicht", 2. Aufl., JOU-Verlag 2011
- John Robbins, „Food Revolution", Hans-Nietsch-Verlag, 2. Aufl. 2010 (Ein fantastisches Buch – sehr zu empfehlen!)
- Gill Langley,„Vegane Ernährung", EchoVerlag 1995

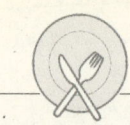

- Ärztekommission „Physicians Committee for Responsible Medicine" (PCRM): www.pcrm.org
- Positionspapier der „American Dietetic Association" (ADA – Amerikanische Gesellschaft für Ernährung) zu den gesundheitlichen Vorteilen der vegetarischen und veganen Ernährung von 2009, im Internet unter: www.eatright.org/About/Content.aspx?id=8357&terms=vegan

Die Milch macht´s – auch schon mal Bauchweh
Informationen über Muttermilch: La Leche Liga: www.lalecheliga.at/index.php?option=com_content&view=article&id=37&Itemid=47

Powerpaket Muttermilch: www.urbia.de/magazin/baby/stillen-und-ernaehrung/powerpaket-muttermilch

Dr. Winfried Beck, Orthopäde aus Frankfurt, über Kalziumausscheidung durch tierisches Eiweiß: vebu.de/alt/nv/dv/dv_1995_4__Milchprodukte_machen_Osteoporose.htm

Über Milch und Kalzium: Dr. med. Ernst Walter Henrich, „Vegan ...", S. 7/8 (s. Kap. „Ist vegan auch für Kinder gesund?")

Los geht´s
Rezepte für den Thermomix (bei Suchbegriff „vegan" eingeben): www.rezeptwelt.de

Bestellung des Kochbuchs „Muttis Rezepte Gesund und Gut" bei
Eva Euerl
Gartenstr. 3
90522 Oberasbach
Tel.: 09 11 / 69 16 10
dvg.evaeuerl@googlemail.com
(Eva Euerl hat auch eine Version mit Rezepten ohne Thermomix.)

Internetbestellung

Eine Auswahl veganer Internetversandhändler für Lebensmittel:

- www.alles-vegetarisch.de
- www.radixversand.de
- www.smilefood.de
- www.veganbasics.de
- www.vegancandy.de
- www.veganic.de
- www.vegan-total.de
- www.lebegesund.de

Wie macht man das denn nun so ohne Milch und Eier?

Ei-Alternativen: www.peta.de/backpapier

Die Butter vom Brot geholt

Zutatenliste Alsan Bio: www.alsan.de/index.php?page=alsanbio&sub-page=alsanbioproduktinfos

Zutatenliste Alsan S:
www.alsan.de/index.php?page=alsans

Tischgespräche am Sonntagmorgen

Dr. Peter Gurrath, „Landwirtschaft auf einen Blick", hrsg. v. Statistischen Bundesamt, Wiesbaden 2011, S. 27

Glauben an die Menschheit?

„(K)ein Herz für Lucie"

- Teil 1: www.youtube.com/watch?v=N_64Ig93MIA
- Teil 2: www.youtube.com/watch?v=G-kIjOKTb0k
- Teil 3: www.youtube.com/watch?v=LgojmMYAVeU&feature=relmfu
- Teil 4: www.youtube.com/watch?v=zdorLrnbRLY&feature=relmfu

Sabine Weick von PETA in meiner Sendung

Sabine Weick, Ernährungswissenschaftlerin, erreichbar bei PETA:
Tel.: 0 71 56 / 1 78 28 - 29
SabineW@peta.de
PETA hat eine Liste von Herstellern tierversuchsfreier Kosmetik zusammengestellt: www.kosmetik-ohne-tierversuche.de

Vegan, nicht vegetarisch

Männliche Küken werden nach dem Schlüpfen aussortiert: www.youtube.com/watch?v=lGpJ7J8ReJ4

Schnabel kürzen: albert-schweitzer-stiftung.de/aktuell/schnabelkuerzen-beenden

Milchkühe: Animal Rights Watch, „Der Alltag der Milchkühe":
http://www.bio-wahrheit.de/inhalt/kuh.htm

Enthornung von Rindern: Tierärztliche Vereinigung für Tierschutz e.V.,
Merkblatt Nr. 86
Westfälisch-Lippischer Landwirtschaftsverband zum Tierschutz in der
Landwirtschaft: www.rlv.de/downloads/rlv/Broschuere_Tierschutz_
in_der_Landwirtschaft.pdf

Tierschutzgesetz: www.gesetze-im-internet.de/tierschg/BJNR0 1277
0972.html (§ 6, Abschnitt 3)

Institut für Tierzucht der Bayerischen Landesanstalt für Landwirtschaft: www.lfl.bayern.de

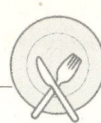

Ferkelschwänze kupieren und Kastration von Ferkeln: www.rlv.de/downloads/rlv/Broschuere_Tierschutz_in_der_Landwirtschaft.pdf
„Nach § 5 Abs. 3 Nr. 3 des Tierschutzgesetzes dürfen Schwänze von unter vier Tage alten Ferkeln ohne Betäubung gekürzt werden."
„Nach § 5 Abs. 3 Nr. 1a ist die betäubungslose Kastration von unter acht Tage alten männlichen Ferkeln erlaubt."

Agrarbedarfsanbieter: www.agrargigant.de/agrar-bedarf/nutztierhaltung/rinderzucht-haltung/enthornung.html

Richard ist jetzt Veganer
Attila Hildmann, „Vegan Kochbuch Vol. 1", Shaker Media 2009

Überfluss und Wertschätzung
Studie der „Save Food Initiative" des Unternehmens „Cofresco":
www.cofresco.de/de/unternehmen/save-food/studie.html

Von PETA umgerechnet auf Tiere: www.peta50plus.de/2011/06/lebensmittel-im-mull/#.UOgYU6V4WG M

Dass es so etwas Schönes gibt auf der Welt – Teil 2: Knoblauch
Ingeborg Münzing-Ruef, „Kursbuch Gesunde Ernährung – Die Küche als Apotheke der Natur", Heyne Verlag 2000, S. 185

Vegan-Verhinderer
Vegane Schuhe:
- www.avesu.de
- www.lylium.de
- www.vegane-zeiten.de
- veganista-muc.de

Conni wird vegan
„Conni"-Geschichten als Pixi-Bücher: www.pixi-buecher.de
Die „Conni"-Reihe stammt aus dem Carlsen Verlag.

Schwindender Perfektionismus
Dr. Christina Kessler: www.amoergosum.de

Veganer Kampf gegen Windmühlen
Hummer: www.peta.de/web/hummererfolge.6033.html

Spanische Ausnahmen
Dr. Ruediger Dahlke, „Woran krankt die Welt?", Goldmann Verlag 2003

Geht's den Ziegen wirklich besser?
- www.provieh.de/Ziegen
- drupal.provieh.de/s3329.html

Bio und Demeter
Renée Herrnkind, Pressesprecherin von Demeter e.V.:
demeter.de/presse/pressekontakt

Vergleich bio und Demeter:
demeter.de/verbraucher/ueber-uns/unterschied

Jetzt ist Wein auch noch mit Gelatine?
Jérôme Eckmeier kocht für „heimatLIVE":
- www.youtube.com/watch?v=CI-G5vdALF4
- jeromeeckmeier.blogspot.de

Einkaufsbuddy
www.v-heft.de/veganbuddy/

Verrückte laktosefreie Welt

Patent „Verfahren zur Herstellung eines laktosefreien Milchprodukts":
www.patent-de.com/20080731/DE60317057T2.html

T.Colin Campbell und Thomas M. Campbell, „China Study ..." (s. Kap. „Ist vegan auch für Kinder gesund"), S. 153 ff; direktes Zitat: S. 159

Beweggründe der Züchtung hornloser Rinder:
www.lfl.bayern.de/itz/rind/06901/

Schlachthäuser aus Glas

„365 Tage mit Hildegard von Bingen", Tischkalender, Verlag Ars Edition

Jonathan Safran Foer, „Tiere essen", Fischer Taschenbuch Verlag 2012

Gemüseraussuchspiel: Broschüre „Warum veggie?" von PETA kids:
www.petakids.de/web/home.cfm?p=420

Kompetente Verbraucher der Zukunft

Michael Pollan, „64 Grundregeln Essen – Essen Sie nichts, was Ihre Großmutter nicht als Essen erkannt hätte", Goldmann Verlag 2011

Der Zirkusmann

- www.tierschutzbund.de/zirkus.html
- www.peta.de/zirkus

Zoo gleich Zirkus?

greatapeproject.de/national-geographic/

Natürliches Raubtierverhalten

Über die ideale Nahrung für Katzen: www.cat-care.de/cms/index.php/katzen-würden-mäuse-kaufen

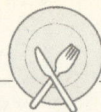

Kritik an veganer Katzenernährung: brennpunkt-tier.de/tierrecht texte/hunde-katzen-vegan-seite-3/

Befürworter veganer Tierernährung: www.provegan.info/de/vegan-ernaehrte-haustiere/

Natürlicher Geschmack
Jean-Christian-Jury, „Vegan für Genießer – Fein und leicht seviert", Umschau Buchverlag 2011

Kinderbücher
Otfried Preußler, „Die kleine Hexe", 65. Aufl., Thienemann Verlag 2005

Stechmücken – schon wieder
Andreas Rose, Geschäftsführer der Biogents AG:
www.biogents.com/cms/website.php?id=/de/about.htm

Lennart Pyritz, „Stich!Mich!Nicht!", in: „Zeit Wissen" 5/2012 (s. auch: www.zeit.de/zeit-wissen/2012/05/Muecken)

Richard neulich an der Veganbar
www.veganbar.de

Von wegen Prozess beendet
Ruediger Dahlke, „Peace-Food – Wie der Verzicht auf Fleisch und Milch Körper und Seele heilt", 5. Aufl., Gräfe und Unzer Verlag 2011

Karen Duve, „Anständig essen – Ein Selbstversuch", Goldmann Verlag 2012

Vegane Radstationen
Celler Land Frischgeflügel www.landgefluegel.de/de/standorte_cfg.html

Schlachthof Wietze – Nachklapp
NABU-Klage gegen den Schlachthof Wietze:
http://niedersachsen.nabu.de/themen/tierhaltung/13916.html

Verein Pro M.U.T.: „Maststallkarte" für Geflügel in Norddeutschland:
http://www.promut.net/MaststallKarteGefluegel.html

Und in Syrien sterben täglich Menschen
Verbraucherrechtsorganisation „foodwatch":
www.foodwatch.de

Campact startet Petitionen zu Themen, die die Öffentlichkeit bewegen: www.campact.de

Gute Nachrichten online: www.newslichter.de

Wenn auch nicht die Welt, dann doch wenigstens eine Stechmücke
Insektenfanggerät: www.snapy.de

Kindergeburtstagskuchen
Einen leckeren Russichen Zupfkuchen gibt es auch in dem Buch:
Björn Moschinski, „Vegan kochen für alle", 4. Aufl., Südwest Verlag 2011

Gelatine – jetzt aber endlich mal
Tierische Inhaltsstoffe:
www.peta.de/web/inhaltsstoffe.73.html

Bei Riegel Weinimport kann man eine Liste veganer Weine anfordern: www.riegel.de

Eine Liste bioveganer Landbauer gibt es hier: vebu.de/lifestyle/essen-a-trinken/bioveganer-landbau

Vegane Säfte: www.peta2.de/web/home.cfm?p=463

Honig: http://www.ariwa.org/wissen-a-z/wissen-a-z/honig.html

Vitamin B_{12}: „Apotheken Umschau" zu Vitamin B_{12}: http://www.apotheken-umschau.de/laborwerte/b12

Dr. med. Ernst Walter Henrich, „Vegan …" (s. Kap. „Ist vegan auch für Kinder gesund?")

PETA zu Vitamin B_{12}: www.peta.de/vitaminb12

Ingeborg Münzing-Ruef, „Kursbuch gesunde Ernährung" (s. Kap. „Dass es so etwas Schönes gibt auf der Welt – Teil 2: Knoblauch")

Santé Zahncreme Vitamin B_{12}

Vegane Kochbücher
- zu Attila Hildmann s. Kap. „Richard ist jetzt Veganer"
- zu Björn Moschinski s. Kap. „Kindergeburtstagskuchen"

Späte Erkenntnisse
Fruchteis – nicht immer vegan: vegan.de/foren/read.php?27,521018

Hilfreiche Weblinks:

- www.peta.de
- www.v-heft.de
- https://albert-schweitzer-stiftung.de
- www.provegan.info
- www.vegane-gesellschaft.org
- www.stiftung-fuer-tierschutz.de
- www.animal-rights-watch.de
- vegan-forum.de
- vegan.de/foren/
- www.rezeptefuchs.de
- www.herbivoria.de
- www.laubfresser.de
- www.attilahildmann.com/
- jeromeeckmeier.blogspot.com

Fleischlos zur Erleuchtung

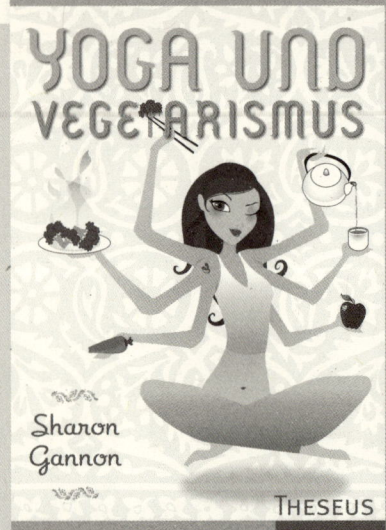

Sharon Gannon entwickelte zusammen mit David Life die Jivamukti-Yoga-Methode, einen Pfad zu Erleuchtung durch Mitgefühl für alle Wesen. Die Yogalehrerin und Tierrechtsaktivistin verändert die Art und Weise, wie wir Spiritualität, das Leben, uns selbst, andere Menschen, Tiere und die Umwelt wahrnehmen. Sie ist eine Pionierin in der Vermittlung der Yogalehre als spirituellen Aktivismus. Vegetarismus ist eines der Kernprinzipien des Jivamukti-Yoga.

www.jivamuktiyoga.de
www.jivamuktiyoga.com

Sharon Gannon
Yoga und Vegetarismus
Fleischlos zur Erleuchtung
184 Seiten, Broschur
ISBN 978-3-89901-706-9

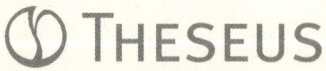